Neuro ICU Procedure Atlas

神经重症监护
操作手册

主　编　[美]Jack I. Jallo
　　　　[美]David F. Slottje

主　译　汤文龙　莫梦燕

副 主 译　李耀华　王　龙　刘庆国

译　者　（按姓氏笔画排序）

乔晋晟　刘　红　刘文超　苏常锐

苏燕东　孟　宇　赵　宇　赵淑颖

胡　滨　徐　涛　唐寅达　雷　蕾

窦宁宁

中国出版集团有限公司

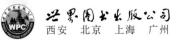
西安　北京　上海　广州

图书在版编目（CIP）数据

神经重症监护操作手册 /（美）杰克·I. 贾龙（Jack I. Jallo），（美）戴维·F. 斯洛特杰（David F. Slottje）主编；汤文龙，莫梦燕主译 . —— 西安：世界图书出版西安有限公司，2023.8
　　书名原文：Neuro ICU Procedure Atlas
　　ISBN 978-7-5232-0296-8

Ⅰ.①神…　Ⅱ.①杰…②戴…③汤…④莫 …　Ⅲ.①神经系统疾病 —— 险症 —— 监护（医学）—— 手册　Ⅳ.① R741.059.7-62

中国版本图书馆 CIP 数据核字（2023）第 148071 号

Copyright © 2021 of the original English language edition by Thieme Medical Publishers, Inc., New York, USA （由美国纽约 Thieme Medical Publishers 公司 2021 年英文原版授权）
Original title （原书名）：Neuro ICU Procedure Atlas
by（原著者）Jack I. Jallo / David F. Slottje

封面图片来自原著：图 3.6（P$_{38}$），图 3.7（P$_{38}$）
封底图片来自原著：图 1.11（P$_{11}$）

书　　名	**神经重症监护操作手册**
	SHENJING ZHONGZHENG JIANHU CAOZUO SHOUCE
主　　编	［美］Jack I. Jallo　David F. Slottje
主　　译	汤文龙　莫梦燕
策划编辑	马可为
责任编辑	杨　莉
装帧设计	西安非凡至臻广告文化传播有限公司
出版发行	**世界图书出版西安有限公司**
地　　址	西安市雁塔区曲江新区汇新路 355 号
邮　　编	710061
电　　话	029-87214941　029-87233647（市场营销部） 029-87234767（总编室）
网　　址	http://www.wpcxa.com
邮　　箱	xast@wpcxa.com
经　　销	新华书店
印　　刷	西安雁展印务有限公司
开　　本	889mm×1194mm　1/32
印　　张	6.25
字　　数	156 千字
版次印次	2023 年 8 月第 1 版　2023 年 8 月第 1 次印刷
版权登记	25-2023-104
国际书号	ISBN 978-7-5232-0296-8
定　　价	78.00 元

医学投稿　xastyx@163.com ‖ 029-87279745　029-87279675
（如有印装错误，请寄回本公司更换）

Jack I. Jallo, MD, PhD

Professor and Vice-Chair

Academic Services

Director

Division of Neurotrauma and Critical Care

Department of Neurological Surgery

Sidney Kimmel Medical College

Thomas Jefferson University

Philadelphia, Pennsylvania, USA

David F. Slottje, MD

Neurosurgeon

Sentara Martha Jefferson Neurosciences

Charlottesville, Virginia, USA

原著作者 / Contributors

Rachid Assina, MD, RPh

Assistant Professor
Department of Neurological Surgery
Rutgers New Jersey Medical School
Newark, New Jersey, USA

Amanda Carpenter, MD

Resident Physician (Neurosurgery)
Rutgers University
New Brunswick, New Jersey, USA

Celina Crisman, MD

Assistant Professor of Neurosurgery
University of Massachusetts
Department of Neurosurgery
Worcester, Massachusetts, USA

Michael Cohen, MD

Neurosurgeon
Eastern Maine Medical Center
Northern Light Health
Bangor, Maine, USA

Amandeep S. Dolla, MBBS, MD

Clinical Assistant Professor
Department of Neurology/Division of
    Neurocritical Care
Sidney Kimmel Medical College
Thomas Jefferson University
Philadelphia, Pennsylvania, USA

Adam D. Fox, DPM, DO, FACS

Associate Professor of Surgery
Rutgers NJMS
Division of Trauma and Critical Care
Medical Director, JEMSTAR Air
    Medical Program
Newark, New Jersey, USA

Ira Goldstein, MD

Director
Center for Neurotrauma
Division of Neurosurgery at NBI
Rutgers New Jersey Medical School
Newark, New Jersey, USA

Robert F. Heary, MD

Professor of Neurological Surgery
Hackensack Meridian School of
    Medicine
Chief of Neurosurgery
Mountainside Medical Center
Montclair, New Jersey, USA

R. Nick Hernandez, MD

Neurosurgeon, NeuroScience & Spine
    Associates
Penn Medicine Lancaster General
    Health
Lancaster, Pennsylvania, USA

Yehuda Herschman, MD

Neurosurgeon
South Florida Neurosurgery
Atlantis, Florida, USA

M. Omar Iqbal, MD

Resident Neurosurgeon
Department of Neurosurgery
Rutgers University
Newark, New Jersey, USA

John Kauffmann, PA-C

Physician Assistant
Department of Neurosurgery
RWJBarnabas Health
New Brunswick, New Jersey, USA

Gurkirat Kohli, MD

Resident (Neurosurgery)
School of Medicine
University of Rochester Medical
   Center
Rochester, New York, USA

Brent Lewis, MD

Emergency Medicine Physician
Jersey City Medical Center
Jersey City, New Jersey, USA

John W. Liang, MD

Director
Neurosciences ICU
Mount Sinai West
Assistant Professor
Departments of Neurosurgery & Neurology
Mount Sinai Health System
New York, New York, USA

Neil Majmundar, MD

Neurosurgery Resident
Department of Neurological Surgery
Rutgers New Jersey Medical School
Newark, New Jersey, USA

Ahmed M. Meleis, MD

Assistant Professor of Neurological
   Surgery
Department of Neurosurgery
Albany Medical Center
Albany, New York, USA

Matthew S. Parr, MD

Resident Physician
Department of Neurosurgery
School of Medicine
University of Alabama Medical Center
Birmingham, Alabama, USA

Nitesh V. Patel, MD

Department of Neurosurgery
RWJBarnabas Health
Rutgers University
New Brunswick, New Jersey, USA

Irene Say, MD

Resident Physician
Department of Neurosurgery
Rutgers University
Newark, New Jersey, USA

Amna Sheikh, MBBS, MD

Intensivist
Department of Critical Care
Winchester Medical Center
Winchester, Virgina, USA

David F. Slottje, MD

Neurosurgeon
Sentara Martha Jefferson
   Neurosciences
Charlottesville, Virginia, USA

Elena Solli, MD

Resident Physician in Neurosurgery
Rutgers New Jersey Medical School
New York, New York, USA

Matthew Vibbert, MD

Assistant Professor
Neurology and Neurological Surgery
Sidney Kimmel Medical College
Thomas Jefferson University
Philadelphia, Pennsylvania, USA

David A. Wyler, MD

Assistant Professor
Anesthesiology and Neurological
   Surgery
Director of Anesthesiology
   Neurocritical Care
Assistant Program Director
Anesthesiology Residency Program
Sidney Kimmel Medical College
Thomas Jefferson University
Philadelphia, Pennsylvania, USA

郑重声明

　　本书提供了相关主题准确及权威的信息。由于医学是不断更新并拓展的学科，因此相关实践操作、治疗方法及药物都有可能会改变，建议读者审查相关主题的最新信息，包括产品的制造商、建议剂量、配方、方法和疗程、不良反应及相关措施。作者、编辑、出版者或经销商不对书中的错误或疏漏以及应用其中信息产生的任何后果负责，关于出版物的内容不作任何明确或暗示的保证。作者、编辑、出版者和经销商不承担由本出版物所造成的任何人身或财产损害责任。

主 译 / Main Translators

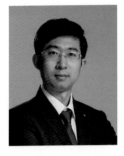

汤文龙 医学硕士，硕士研究生导师。长治医学院附属和平医院神经外科医师，长治医学院附属和平医院颅底外科研究所副所长，深圳市耳鼻咽喉研究所解剖研究室主任。

意大利皮亚琴察 Gruppo Otologico 颅底中心访问学者，师从国际著名耳科及颅底外科专家 Mario Sanna 教授。中国解剖学会神经外科学分会常委，中国解剖学会耳鼻咽喉头颈外科学分会常委，海峡两岸医学会神经外科专委会颅底外科学组委员，山西省医师协会神经外科分会委员，中国医药教育协会神经外科专业委员会委员。

从事颅脑及颅底临床应用解剖与临床应用研究十余年，擅长听神经瘤、垂体瘤等颅底疾病的治疗。先后主持粤港澳大湾区等基础研究课题 3 项，参与国家自然科学基金联合研究项目 1 项。入选 2018 年首批"三晋英才"支持计划青年优秀人才，荣获第 19 届"山西青年五四奖章"。举办国家级和省级继续教育学习班 6 期。出版专著 6 部，发表 SCI 及核心期刊论文 8 篇。

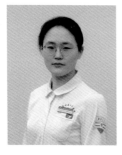

莫梦燕 护理学硕士，主管护师。长治医学院附属和平医院耳鼻咽喉头颈外科护士长。

2011年毕业于山西中医药大学，2016年毕业于中南大学湘雅护理学院获硕士学位，2016年赴首都医科大学附属北京天坛医院进修神经重症护理，2019年参加间歇性经口至食管管饲法（IOE）置管技术培训并获证书。山西省医师协会创伤外科分会理事，山西省护理学会第九届理事会外科护理专业委员会神经外科学组委员。主持院级课题1项，参与山西省教育厅高等学校教学改革创新项目1项，参与院级课题1项，参与中国生命关怀协会智慧照护与健康养生专委会课题1项。出版专著1部，发表核心期刊论文4篇。

译 者 / Translators

■主 译

汤文龙　长治医学院附属和平医院神经外科

莫梦燕　长治医学院附属和平医院耳鼻咽喉头颈外科

■副主译

李耀华　天津医科大学总医院神经外科

王 龙　长治医学院附属和平医院神经外科

刘庆国　长治医学院附属和平医院神经外科

■译 者（按姓氏笔画排序）

乔晋晟　长治医学院附属和平医院神经外科

刘 红　长治医学院附属和平医院神经内科

刘文超　南方医科大学珠江医院神经外科

苏常锐　长治医学院附属和平医院神经外科

苏燕东　海军军医大学第一附属医院神经外科

孟 宇　天津医科大学总医院重症医学科

赵 宇　四川大学华西医院耳鼻咽喉头颈外科

赵淑颖　长治医学院附属和平医院神经内科

胡 滨　长治医学院附属和平医院神经外科

徐 涛　海军军医大学第二附属医院（上海长征医院）
神经外科

唐寅达　上海交通大学医学院附属新华医院神经外科

雷 蕾　四川大学华西医院耳鼻咽喉头颈外科

窦宁宁　上海交通大学医学院附属新华医院神经外科

译 序 / Translator's Preface

对于大部分神经系统急危重症来说，快速地识别和规范及时地处置和治疗可以明显改善患者的预后。年轻医生在住院医师规范化培训期间，需要在上级医师的直接指导下完成大量床旁操作，而从医学院校的系统化理论学习突然转变成在患者身上进行临床实践时，他们一般是先将患者和课堂中学习到的相关操作规范对号入座，再查找相关教材复习操作方法，这种学习方式往往是"碎片化"的，不仅需要临床带教老师耐心、细致的指导，而且需要自己不断地总结和体会。美国 Thomas Jefferson 大学的 Jallo 教授及其神经重症医学团队编写的这本《神经重症监护操作手册》（*Neuro ICU Procedure Atlas*），图文并茂地介绍了临床常用的神经重症操作，用于指导住院医师按照规范化流程进行相关临床操作。

《神经重症监护操作手册》是《Jefferson 神经重症监护手册》（*The Jefferson Manual for Neurocritical Care*）的姊妹篇，是对临床实际操作方面的重要补充。本书共包含 13 个章节，对常见的神经重症操作进行了梳理，各章的结构清晰一致，既包含详细的操作流程，又包含操作相关的解剖，并绘图展示各操作方式和解剖定位，便于读者学习和理解。

本书从临床实际角度出发，总结归纳了神经系统急危重症的常用操作，如脑室外引流术、腰椎穿刺术、腰大池引流术、气管插管、中心静脉置管等，非常适合作为衔接神经重症监护理论和临床实际操作的桥梁，适用于神经外科、神经内科、重症医学科等相关专业的执业医师规范化培训，辅助指导住院医师操作，帮助其养成正确、规范的操作习惯，是一本不可多得的床旁口袋书。

本书的翻译团队成员具有不同的专业背景，不仅有高年资医生，也有在读硕士研究生，他们在繁忙的临床工作之余尽心竭力翻译本书，在此对他们表示感谢。我们希望这本书能够帮助神经科和相关专业的医生更好地实施和处理相关操作，进而改善患者的预后。

我们的每位译者都对原著和译稿进行了反复审校，但因水平所限，译文难免存在疏漏和欠妥之处，敬请各位读者批评、指正。

汤文龙　莫梦燕

原序 / Preface

亲爱的读者：

我们之所以要编写这本书，是在一次神经外科学会议上，当时 Thieme 出版公司的前执行主编 Tim Hiscock 提到市面上缺少一本基于神经重症监护基本操作的实用手册。我最初的想法是，这些基本操作的详细内容很容易从各种渠道获得。然而，经过一番讨论，大家一致认为，通过单一渠道获取这些内容对于临床执业者是有益的。几个月后，在我们的内部工作人员、高级实践提供者和本书作者们的共同努力下，我们编写了您现在手中的这本书，希望它对临床一线医生能有所帮助，成为有用的参考资料。

本书中各个章节的构架非常方便读者阅读，包括简短的引言，相关解剖结构，适应证和禁忌证，所需器械，操作技术，以及可能出现的并发症。

感谢本书的每一位作者，他们在编写过程中付出了很多时间和精力。感谢 Thieme 出版公司的团队帮助我们非常出色地完成了本书的出版工作，尤其要感谢 Snehil Sharma 女士对此做出的不懈努力，我们才得以高效、及时地完成这项工作。

Jack I. Jallo, MD, PhD

David F. Slottje, MD

目 录 / Contents

1 脑室外引流术

David F. Slottje, Nitesh V. Patel, Ira Goldstein

摘要

　　脑室外引流术（external ventricular drain，EVD）在神经重症监护中是一种广泛使用且疗效显著的治疗方法。本章详细讨论了脑室外引流置管相关的解剖和生理功能，适应证与禁忌证，器械，操作技术，并发症，以及专家建议。

　　关键词：脑室引流；脑室外引流；脑室造瘘术；脑脊液；脑积水；颅内压

1.1 引　言

　　脑室外引流术（EVD）是指开颅后经硬脑膜与脑组织将引流管置入脑室内的操作。脑脊液（cerebrospinal fluid，CSF）通过引流管流入外部的收集袋内。引流管中的脑脊液柱的高度可以反映出颅内压（intracranial pressure，ICP）的高低。通常可连接一个传感器来监测和记录颅内压。颅内压以厘米水柱（cmH$_2$O）或者毫米汞柱（mmHg）来表示。脑脊液引流管路系统有一个阀门，可以关闭或者打开，控制脑脊液流入计量管。当旋塞阀打开时可以通过调节计量管的高度来调节脑脊液的流速。当颅内压高于计量管高度时，脑脊液将流入计量管中（图1.1）。

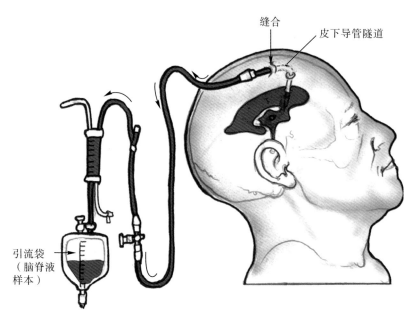

缝合

皮下导管隧道

引流袋
（脑脊液
样本）

图 1.1　脑室外引流示意图（经允许引自 External Ventricular Drain and Ventricular Access Devices//Nader R, Gragnaniello C, Berta S, et al. Neurosurgery Tricks of the Trade. Cranial. 1st. Thieme, 2013.）

1.2　解剖结构和生理功能

　　脑脊液由脉络丛产生。脉络丛的簇状突起通常位于侧脑室房部、第三脑室、室间孔（Monro 孔）和第四脑室外侧孔（Luschka 孔）内。脑脊液从侧脑室经室间孔流入第三脑室，然后通过中脑导水管（Sylvian 管）流入第四脑室，最后通过 Luschka 孔和第四脑室正中孔（Magendie 孔）进入脑、脊髓以及脑神经周围的蛛网膜下腔。蛛网膜颗粒将脑脊液从蛛网膜下池吸收入上矢状窦内（图 1.2）。

　　一个正常成人的中枢神经系统内，在任何时候都含有大约 150cc（cm^3）脑脊液。正常情况下脑室内仅含有 25cc 脑脊液，

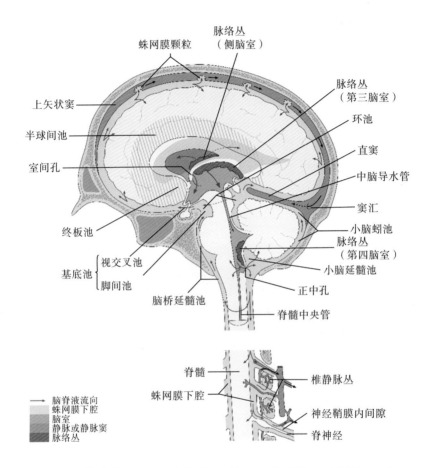

图 1.2　脑脊液循环（经允许引自 Meyers S. Differential Diagnosis in Neuroimaging: Brain and Meninges. 1st. Thieme,2016.）

其余均位于蛛网膜下腔。蛛网膜下腔的脑脊液主要位于腰大池内。正常成人每天产生约 450cc 脑脊液，大致相当于每天更换 3 次脑脊液。

　　脑脊液循环失衡可能是由于产生过多或者吸收受阻所致，

后者更为常见，见于发病率较低的脉络丛乳头状瘤。脑脊液吸收受阻又可以分为梗阻性和非梗阻性脑积水。

梗阻性脑积水是由于在脑脊液循环通路的任一位置有明显的阻塞所致。这可能是由于血块、肿瘤、其他肿物或者脑水肿引起。导致梗阻性脑积水的常见原因包括蛛网膜下腔出血或脑室出血阻塞了第三脑室或中脑导水管，颅后窝病变（如肿瘤、脑实质出血和小脑卒中导致的细胞毒性水肿）阻塞第四脑室，或者脑室内病变，如胶样囊肿，其可能充当一个"浮球阀"，间歇性阻塞第三脑室（图1.3）。

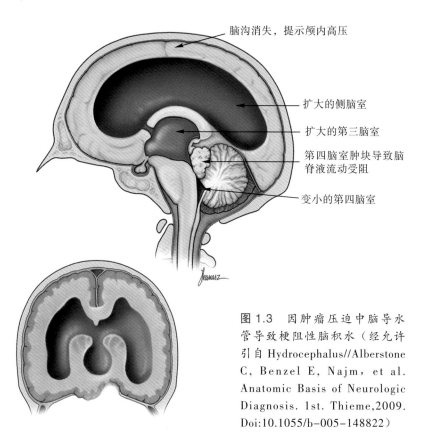

脑沟消失，提示颅内高压

扩大的侧脑室

扩大的第三脑室

第四脑室肿块导致脑脊液流动受阻

变小的第四脑室

图1.3 因肿瘤压迫中脑导水管导致梗阻性脑积水（经允许引自 Hydrocephalus//Alberstone C, Benzel E, Najm，et al. Anatomic Basis of Neurologic Diagnosis. 1st. Thieme,2009. Doi:10.1055/b-005-148822）

非梗阻性脑积水是由于蛛网膜颗粒充血或者疤痕化，阻碍了脑脊液吸收入血（图1.4）。非梗阻性脑积水常见于细菌性脑膜炎或蛛网膜下腔出血。偶尔见于某些肿瘤，如松果体细胞瘤因脱落大量蛋白质碎片导致非梗阻性脑积水。

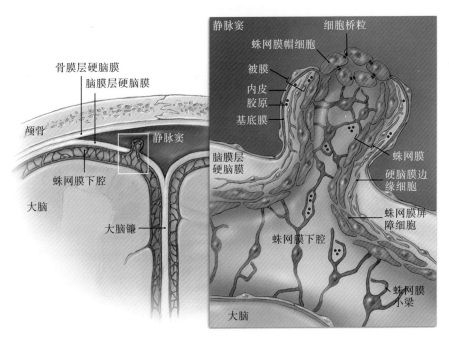

图1.4　上矢状窦的蛛网膜颗粒（经允许引自 The Fine Structures of the Meninges//DeMonte F, McDermott M, Al-Mefty O. Al-Mefty's Meningiomas. 2nd. Thieme, 2011.）

1.3　适应证

脑室外引流置管的适应证大致可以分为三类：颅内压监测、脑脊液引流和建立鞘内通道。在许多疾病中脑室外引流可同时用于多种目的。

1.3.1 颅内压监测

脑室外引流可通过建立一个与脑脊液相通的可移动式液柱来直接监测颅内压。监测颅内压可用于指导颅内高压患者的治疗，还可用于监测昏迷患者颅内高压的发展情况，或在临床怀疑颅内高压时诊断各种疾病状态。值得注意的是，当监测颅内压是脑室外引流的唯一预期应用时，应首选光纤颅内压监测器，因其感染的风险与操作的侵入性均较小（详见第 5 章）。

1.3.2 脑脊液引流

通过开放脑脊液外引流通路，脑室外引流可以减少脑脊液的积聚并能降低颅内压。脑室外引流的这一功能是非常有效的，在急性脑积水时可能挽救生命。在全脑损伤的情况下即使脑脊液循环相对正常，适度降低颅内压也可能有用。此外，脑脊液引流可用于清除脑室系统内的碎屑（如血块或蛋白质），这些碎屑可能阻塞蛛网膜颗粒并导致脑积水。最后，脑脊液引流可用于减轻脑脊液瘘管的压力，以防止脑脊液漏出并促进瘘管的愈合和封闭。

1.3.3 建立鞘内通道

脑室外引流可用于将药物直接注射到鞘内空间，或者获取脑脊液样本做分析。脑室外引流很少将建立鞘内通道作为首要目的，但是在由于其他适应证放置脑室外引流后，经常会被用于该目的。

1.4 禁忌证

以下是脑室外引流置管的相对禁忌证：

- 凝血障碍。
- 血小板减少。

- 近期进行了抗血小板治疗。
- 尿毒症性血小板功能障碍。
- 近期进行了溶栓治疗。
- 颅内肿块妨碍导管置入。
- 头皮感染。

特殊情况

　　如果脑室周围存在化脓性脓肿，在脑室外引流置管时将具有极高的风险，因为这些病变可能通过破裂的室管膜导致脑室炎，使神经功能迅速衰退，甚至可导致死亡。同样地，应避免在脑室外引流管的路径通道上存在脑室周围或脑室内的脑囊虫病囊肿，因为在给予类固醇药物之前对这些病变进行穿刺可能产生潜在的致命性炎症反应。

1.5　器　械

　　预先包装的开颅套装中包含脑室外引流穿刺所用的主要器材（图 1.5）。脑室外引流穿刺的必要器材如下：

- 脑室造口引流管，套管针。
- 开颅钻。
- 脑脊液收集计量系统（脑脊液收集系统滴定管）。
- 10 号或 15 号手术刀片。
- 含肾上腺素的利多卡因。
- 帽子，口罩，手术衣，无菌手套（×2），无菌洞巾，托盘。
- 剃刀，剃刀刀头，用于消毒、备皮的酒精或碘伏，记号笔，直尺，纱布。
- 2-0 薇乔线（10 包），3-0 单乔线（×2），皮肤黏合剂，2-0 丝线（×1）。

• 无菌冲洗器（×2），23 号针，氯己定（洗必泰）贴膜，常规贴膜（×3）。

• 选用器材：骨蜡，电凝器。

除了标准的脑室造口引流管外，市面上还有几种带抗生素涂层的脑室造口引流管，常见的抗生素是利福平。有研究表明，使用这类器材可降低感染率[1]。需要注意，在使用抗生素引流管之前应先检查患者的药物过敏情况。

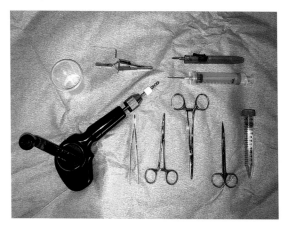

图 1.5　开颅套装

1.6　操作技术

1.6.1　术前准备

• 使用头颅 CT 评估脑室外引流管路径，头皮厚度，颅骨厚度，以及距侧脑室的距离。如果条件允许，最好做一个冠状位重建（图 1.6）。

• 查看被检查者的相关实验室检查结果。

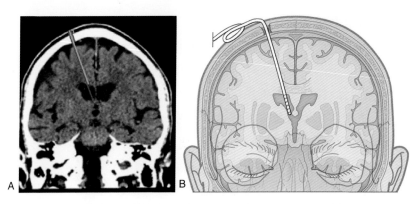

图 1.6 冠状位测量脑室外引流置管深度（经允许引自 Operative Procedure//Ullman J, Raksin PB. Atlas of Emergency Neurosurgery. 1st, Thieme, 2015.）

1.6.2 药物应用

- 如果患者未行气管插管，则应面罩给氧。
- 应用针对革兰氏阳性菌的抗生素可以预防皮肤菌群感染，最常用的是头孢唑林。如果使用头孢类抗生素，应在术前 5min 静脉推注（intravenous，IV）给药。不建议在单次围手术期剂量以外再预防性使用其他抗生素 [2]。
- 在术中以及手术刚结束时，应给予降压药以控制收缩压低于 140mmHg。钙离子通道阻滞剂尼卡地平因作用迅速且易于滴注应用最多。硝普钠因会导致颅内压增高而不能使用。
- 镇静剂通常选用丙泊酚、咪达唑仑和芬太尼，这些镇静剂还具有额外的降压作用。
- 含或不含肾上腺素的利多卡因均可用于局部麻醉。

1.6.3 患者体位及器械摆放

- 患者取仰卧位，将床头抬高 20°，头部应略超出床头。如果手术床上有床头板应将其卸下。手术床的高度应调整至以术者舒适为准。

- 将手术托盘置于床头下方。
- 术者附近应放一个打开的垃圾桶。
- 通常不需要手术头灯，但应打开所有的室内灯。
- 进行广泛的头皮备皮。
- 使用酒精擦拭备皮区域。
- 擦干头皮并清楚地标记中线。
- Kocher 点位于眉间后方 10cm，中线旁 2.75cm，确定位置后做好标记（如果没有禁忌证，通常选择右侧；图 1.7）

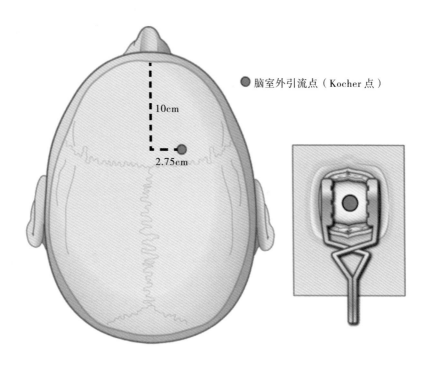

脑室外引流点（Kocher 点）

10cm

2.75cm

图 1.7　Kocher 点（经允许引自 Operative Procedure//Ullman J, Raksin PB. Atlas of Emergency Neurosurgery. 1st. Thieme,2015.）

- 从 Kocher 点至同侧内眦画一条标志线。

- 从 Kocher 点至同侧耳屏前 1cm 处画一条标志线。

- 这些标志线确定了脑室外引流管的穿刺平面（图 1.8）。

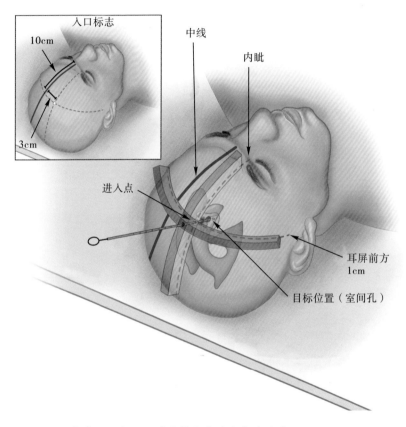

图 1.8　以术者的视角显示引流管方向的头部平面图

- 以 Kocher 点为中心做一条长 1cm 的纵向头皮切口标记。

- 用消毒剂提前消毒头皮。

- 在切口处、皮下隧道处及切口外侧注射局麻药或肾上腺素以止血（图 1.9）。

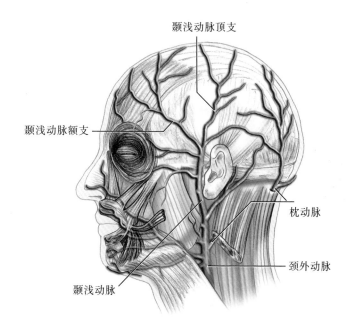

颞浅动脉顶支

颞浅动脉额支

枕动脉

颈外动脉

颞浅动脉

图 1.9　头皮血供的方向（经允许引自 Sekhar L, Fessler R. Atlas of Neurosurgical Techniques: Brain. 2nd. Thieme, 2015, 2.）

- 在手术床旁的器械台上打开开颅套装以建立一个无菌区域。
- 在该无菌台上将所需的所有其他手术用品打开。
- 术者穿无菌手术衣，戴无菌帽子、口罩和手套。
- 助手从颈根部将患者头部抬起，术者将一条大的无菌手术巾铺在患者头部下方（图 1.10）。
- 以 Kocher 点为中心，在其上方铺一条无菌洞巾。
- 此时，可以在第一副无菌手套的基础上戴第二副无菌手套，以提供更好的无菌环境以及保护术者。
- 用无菌生理盐水冲洗引流收集系统。
- 冲洗脑室引流管。

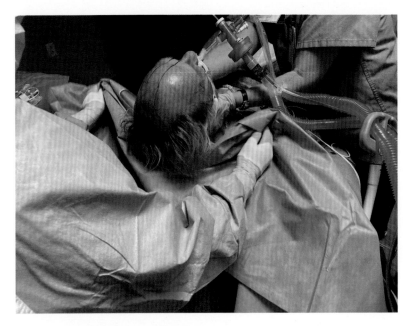

图 1.10　抬起患者头部并铺手术巾

1.6.4　操作步骤

- 用 10 号手术刀片做一条长约 1cm 的纵向手术切口。

- 用蚊式止血钳剥除需钻孔位置的骨膜（图 1.11）。

- 根据冠状位 CT 扫描估算的头皮和颅骨总厚度设置钻头护板，通常大约为 1.5cm。

- 向着 Kocher 点与内眦以及其与耳屏前 1cm 连线所成的平面钻孔。钻孔方向应大致与头皮垂直。

- 在钻颅骨外板时会产生较大的阻力，钻板障时阻力最小，钻颅骨内板时阻力最大（图 1.12）。

- 一旦钻入颅骨内板，可稍微施加向外的作用力，当钻杆旋转带动钻头向前进入内板时，可轻轻地将钻头向外拔出。结合钻头保护装置，可防止钻头"冲进"颅内。

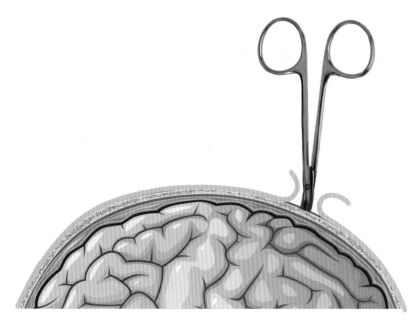

图 1.11　用蚊式止血钳剥除骨膜

- 用无菌生理盐水将碎骨片从切口中冲洗出来。
- 确保患者的收缩压低于 140mmHg，必要时额外给予丙泊酚或尼卡地平。
- 将套管针的尖端置入切口内并接触到硬脑膜。小心穿刺硬脑膜，并注意套管针进针深度距离硬脑膜开口不能超过 1cm。
- 检查脑室引流管以确保管芯针前进到套管管尖且引流管上的测量标记清晰可见。
- 将引流管向着 Kocher 点与内眦以及耳屏前 1cm 所成的平面向内穿刺。穿刺方向大致与头皮垂直。
- 穿刺大约 4.5cm 会有"穿透室管膜"的突破感，这表明进入了脑室。
- 理想情况下，穿刺的目标深度是通过 CT 扫描测量确定的。

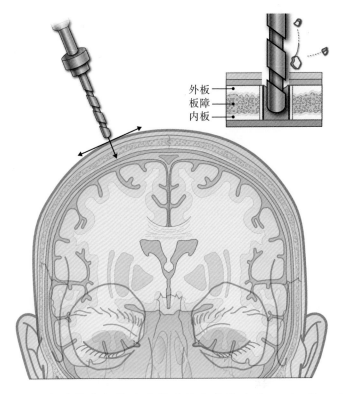

外板
板障
内板

图 1.12　用开颅钻进行钻孔开颅（经允许引自 Operative Procedure// Ullman J, Raksin PB. Atlas of Emergency Neurosurgery. 1st. Thieme,2015.）

- 在多数正常成人中，比较合适的穿刺深度为距离皮肤 6.5~7.0cm。
- 引流管一旦穿刺到目标深度后即可将管芯针取出。
- 如果引流管位置恰当，应该会有脑脊液快速流出。
- 通过升高或者降低引流管末端来确定脑脊液可持续流出的高度，通过观察可估计出颅内压。
- 在需要紧急降低颅内压的情况下可治疗性引流脑脊液。
- 如果必要，可直接引流脑脊液样本到收集瓶中以用于实验室分析。

- 将引流管与套管针的钝端连接起来。

- 用手指或者橡胶条将引流管固定在颅骨上。

- 将套管针在皮下穿行至少 5cm（在打皮下隧道之前稍微弯折套管针可能有用）。

- 通常向后打皮下隧道，但也会根据预计的后续操作而变化（见"专家建议"）。

- 用止血钳夹住套管针的尖端，通过皮下隧道出口将套管针和多余的引流管引出，注意不要将引流管近端从颅骨上拔出来。

- 剪断套管针钝端的引流管并且确认是否有适当流量的脑脊液。

- 将引流管塞上盖子。

- 用 2-0 丝线将盖子系紧。

- 可在缝合口上涂抹皮肤黏合剂。

- 用 2-0 Roman Sandal 丝线缝合固定引流管，并且应组成一个应力消除环路（图 1.13）。

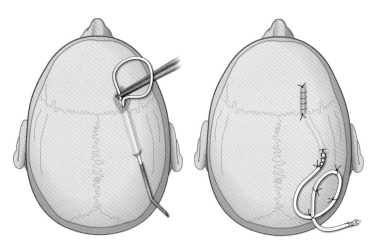

图 1.13　引流管穿皮下隧道及固定（经允许引自 Ullman J, Raksin PB. Atlas of Emergency Neurosurgery. 1st. Thieme, 2015.）

- 再次检查脑脊液流量。
- 将引流管远端连接到收集系统。
- 在将收集系统置于合适高度之前，确保收集管旋塞阀处于关闭状态。
- 将氯己定贴膜贴于引流管出口位置。用额外的贴膜将引流管固定在患者的头皮、颈部及肩膀上。

1.6.5 备选入路

如果患者存在标准额部 Kocher 入路的禁忌，可选用其他入路。在表 1.1 和图 1.14 中介绍了一些备选入路。

表 1.1 脑室外引流备选穿刺位点及穿刺路径

名称	穿刺位点	穿刺路径
Frazier 点	中线旁 3cm，枕外隆突上方 6cm	朝向对侧内眦，穿刺 4cm 可到达室管膜，并可缓慢穿刺至 8cm
Dandy 点	中线旁 2cm，枕外隆突上方 3cm	垂直于颅骨，稍向上方，穿刺 4cm 可到达室管膜，并可缓慢穿刺至 8cm
Keen 点	耳廓上方 3cm，耳廓后方 3cm	垂直于颅骨，穿刺 4cm 可到达室管膜，并可缓慢穿刺至 8cm

1.7 并发症

1.7.1 感 染

感染是脑室外引流置管最常见的严重并发症。大多数相关研究报道的感染率大约为 8%[3]。此类感染可造成严重的后果，如导致脑积水、神经功能下降，甚至死亡。可通过严谨的无菌手术技术，围手术期预防性使用单剂量抗生素，使用抗生素涂层引流管，皮下隧道出口距离骨孔至少 5cm，最大限度地减少对

Frazier 点:
中线外侧 3cm，
枕外隆突上方 6cm。
路径:
朝对侧内眦方向进针
4cm 可突破室管膜，
轻柔进针至 8cm。

Dandy 点:
中线外侧 2cm，
枕外隆突上方 3cm。
路径:
垂直于颅骨，稍向
上方进针，进针 4cm
可突破室管膜，轻柔
进针至 8cm。

Keen 点:
耳廓上方 3cm，
耳廓后方 3cm。
路径:
垂直于颅骨方向进针
至 4cm 可突破室管膜，
轻柔进针至 8cm。

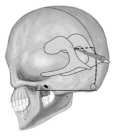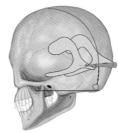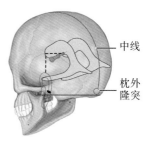

中线

枕外
隆突

图 1.14　Frazier 点、Dandy 点和 Keen 点的穿刺部位

脑脊液收集管路系统的操作，以及在临床条件允许的情况下尽早拔除引流管等方法，最大限度地降低感染的风险。

1.7.2　出　血

根据文献报道，脑室外引流置管后的出血率为 5%~30%[4]，而临床可发现的出血率约为 2.5%[5]。在置管之前纠正凝血障碍、血小板减少症和高血压可降低出血风险。外科手术操作也会影响出血率，例如，应注意避免开颅钻损伤硬脑膜；应使用套管针开放硬脑膜，但是注意不要刺入太深超过开放硬脑膜所需的深度；保持使用定位标志来引导引流管放置可提高穿刺精确度，从而减少引流管穿刺次数和穿刺通道出血。

1.7.3　小脑幕切迹上疝

小脑幕切迹上疝是指小脑组织通过小脑幕切迹被向上推挤导致中脑受压。尽管小脑幕切迹上疝具有争议且不常见，但该现象确实可发生在颅后窝水肿（由于肿瘤或者卒中）的情况下，以及当脑室系统减压使幕上大脑的对抗压力突然降低时。当术者担心可能会出现小脑幕切迹上疝时，应注意避免过度引流脑脊液。

1.7.4 动脉瘤再次破裂

在动脉瘤性蛛网膜下腔出血的情况下放置脑室引流管时，理论上存在降低脑脊液空间的压力后，使动脉瘤的跨壁压升高，从而导致动脉瘤存在再次破裂的风险。在脑室外引流置管之前确保将血压调控在合适的范围内是避免该并发症最好的方法。

1.7.5 运动皮质损伤

当将脑室外引流管放置在不恰当的靠后的位置时可能会导致运动皮质损伤，可以通过确保颅骨钻孔的位置在冠状缝前方至少 3cm 来避免该并发症。

1.7.6 上矢状窦损伤

上矢状窦损伤是由于脑室外引流置管位置偏内侧所致。通过仔细标定中线，选择在距离中线外侧至少 2.5cm 处钻孔，并且保持开颅钻稳固以避免在开始钻孔时钻头尖位置滑动，可以避免这一致命并发症的发生。

1.8 专家建议与疑难解答

1.8.1 头皮出血

因为大多数脑室外引流置管都在手术室外进行，没有现成的电凝烧灼器可用，所以头皮出血过多也是一项很大的挑战。通过采用一个小的直切口可以将横断头皮动脉的风险降到最低。注射含肾上腺素的局麻药可以使血管收缩，在切皮前几分钟使用效果显著。当压迫止血无效时，可以在切口附近（通常在血液供应来源的一侧）缝扎一针来结扎出血血管。另外，还可以通过延长切口来放入自动牵开器，这样也可以通过压迫和牵拉组织达到止血效果。

1.8.2　置管侧别

通常在右侧进行脑室外引流置管。当患者极有可能需要进行右侧开颅术时（即右侧肿瘤或动脉瘤），应将脑室外引流位点置于左侧。

1.8.3　皮下隧道方向

类似于选择恰当的引流位点，在打皮下隧道时也必须考虑下一步的操作。尽管这个操作应个体化，但也有一般规律可循，详见表 1.2。

表 1.2　考虑后续操作的首选皮下隧道方向

后续操作	皮下隧道方向
半球开颅术	后外侧
双额开颅术	后方
枕下开颅术	外侧
同侧开颅术	对侧
开颅动脉瘤夹闭术——未知侧别的开颅术	后方

1.8.4　骨折和（或）颅骨缺损

在选择穿刺部位之前，应对患者术前的骨窗 CT 进行评估，确定是否有骨折线、颅骨钻孔以及其他颅骨缺损。

1.8.5　脑室塌陷

在弥漫性脑水肿或者颅内压增高的患者中，可能仅仅引流几毫升脑脊液就会出现脑室外引流管附近的脑室壁塌陷。当脑室壁塌陷时，脑脊液引流便停止，这会产生一个误导性的印象，让术者以为引流管从脑室中移位了。这种情况下，不需要马上重新放置引流管，而是需要做一个 CT 扫描来判断引流管在脑室中的位置。如果术前影像显示脑室较大，置管后脑脊液引流停止，则必须在破坏无菌术野之前检查引流管路系统。如果脑室引流管是缝合固定的，应将其松解以确保引流管没有扭结。如果以上操作都不能恢复脑脊液引流，则需要拔出引流管并重新置管。

（乔晋晟　苏常锐　译，汤文龙　审）

参考文献

[1]　Zabramski JM, Whiting D, Darouiche RO, et al. Efficacy of antimicrobial-impregnated external ventricular drain catheters: a prospective, randomized, controlled trial. J Neurosurg, 2003, 98(4): 725–730.

[2]　Fried HI, Nathan BR, Rowe AS, et al. The insertion and management of external ventricular drains: an evidence-based consensus statement: a statement for healthcare professionals from the Neurocritical Care Society. Neurocrit Care, 2016, 24(1):61–81

[3]　Lozier AP, Sciacca RR, Romagnoli MF, et al. Ventriculostomy-related infections: a critical review of the literature. Neurosurgery, 2002, 51(1):170–181, discussion 181–182.

[4]　Kakarla UK, Kim LJ, Chang SW, et al. Safety and accuracy of bedside external ventricular drain placement. Neurosurgery, 2008,63(1) Suppl 1:ONS162–ONS166, discussion ONS166–ONS167.

[5]　Maniker AH, Vaynman AY, Karimi RJ, et al . Hemorrhagic complications of external ventricular drainage. Neurosurgery, 2006, 59(4) Suppl 2:ONS419–ONS424, discussion ONS424–ONS425.

2 分流管穿刺术和分流管外置术

Yehuda Herschman

摘要

分流管穿刺和分流管外置术在临床上可用于多种场合——最多用于分流管堵塞或感染。本章将详细讨论分流管穿刺和分流管外置术的相关解剖和生理，适应证与禁忌证，器械，操作技术，并发症，以及专家建议。

关键词：分流管；分流管穿刺术；分流管外置术；脑脊液；分流管感染

2.1 引 言

分流管（shunt）是用于脑脊液分流的管道系统，包含近端管、阀门和远端管，有时还有储液囊。通过将脑脊液从脑室系统分流至远端某处，可以缓解主要是脑积水等引起的颅内高压。最常作为分流远端的部位是腹膜腔，但也可将胸膜腔和右心室作为备选。图 2.1 描绘了脑室－腹腔分流系统。脑积水的病因繁多且复杂，本章不再对此进行讨论。

一旦确定进行分流手术，就应考虑到可能面临的多种并发症，这些并发症可发生在术后早期或多年以后。最常见的并发症是分流故障（shunt malfunction），查明分流故障的原因至关重要，否则无法制订合适的处理方案。完善病史和体格检查也非常关键，尤其要检查是否存在视神经乳头水肿。需要注意的是，分流失败的患者无论是否存在急症表现，通常会再次出现分流手术前的症状，且多数症状与颅内压（ICP）增高有关，包括视神经乳头水肿、头痛、呕吐、复视、向上凝视障碍、昏迷、癫痫发作和平衡障碍。

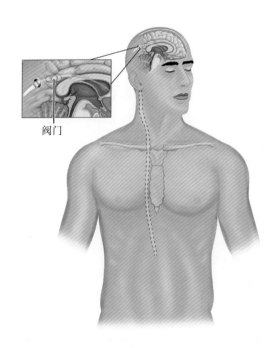

阀门

图 2.1　脑室－腹腔分流系统示意图

　　分流故障的原因包括感染、装置故障（如装置断裂）、分流管近端堵塞、阀门堵塞或分流管远端堵塞。影像学检查非常重要，包括头颅 CT 或 MRI，头颅 X 线正侧位片，胸部 X 线片，腹部 X 线片（分流远端为腹腔者）。既往的影像学检查，尤其是能显示脑室系统的影像学检查，对分析分流故障的原因意义重大。头颅 X 线片有助于临床医生判断分流系统阀门的种类（图 2.2），是否配有储液囊，以及它们所处的解剖方位，还可以明确装置是否

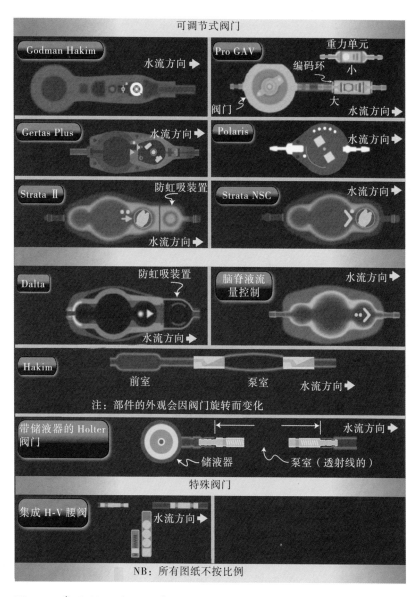

图 2.2　常见阀门系统示意图（经允许引自 Greenberg M. Handbook of Neurosurgery. 8th. Thieme，2016.）

有破损、脱节或打折,这些情况都可导致分流故障(图2.3)。此外,可使用核医学方法对分流管进行检测(nuclear shunt study),即"shunt-o-gram",是通过将放射性同位素注射入分流系统内检测分流管内的流速。如果影像学和核医学检查都无法进行,就只能依靠临床判断了。分流管穿刺术或分流管外置术可用于分流故障的诊断和治疗。

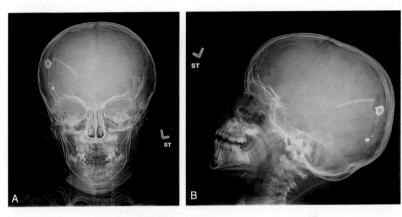

图2.3　A、B.分流管连接离断的X线表现(经允许引自Ullman J, Raksin PB. Atlas of Emergency Neurosurgery. Thieme, 2015.)

2.2　解剖结构和生理功能

分流系统可将脑脊液从脑室转流至体内其他部位。当脑室内压力或颅内压超过预设的阀门开放压力阈值时,脑脊液即可从近端的脑室管通过分流系统流入远端管所连接的体腔内,并在此被吸收。关于脑脊液生理的细节描述可参见第1章脑室外引流。

近端脑室分流管最常用的置入点为额部的Kocher点、后方的Keen点或Frazier点(参见第1章脑室外引流术)。之后将近端分流管连接于阀门（带或不带储液囊），再与远端分流管相连。通常将阀门置于颅骨平坦区域，了解这一点很重要，因为在分流管调压和分流管穿刺时都需要通过触摸来寻找阀门。远端分流管通常走行于颈部前外侧，越过胸锁乳突肌，跨过锁骨，随后进入胸膜腔或腹膜腔。通常将脑室－心房分流的远端分流管置入颈部的面静脉或颈内静脉。了解远端分流管的走行很重要，尤其是在分流管外置术中。

2.3 分流管穿刺术

2.3.1 适应证

当因为各种原因需要对分流系统进行评估时，多数情况下可使用分流管穿刺术，这是明确分流管是否正常运作最有效的手段。

进行分流管穿刺术时一般使用小号注射针，最常用的是 23号蝶形注射针。术者和患者都必须事先了解该操作有造成感染的潜在风险，因此做决定前须仔细权衡利弊。

行分流管穿刺术有两个主要目的，分别是与脑脊液建立通路和检测脑脊液流速。这两个目的又可进一步细分，与脑脊液建立通路后，一方面可轻易获取脑脊液样本进行微生物学检测以明确有无感染，另一方面也可用于鞘内注射（如抗生素等药物）。

对于疑似引流失败的患者，通过分流管穿刺可判断流速是否正常或明确是否存在分流系统阻塞，具体方法包括注入放射性同位素或者人工测定流速（见本章下文）。

2.3.2 禁忌证

分流管穿刺术的禁忌证包括：
- 头皮感染。

- 分流阀不可及或储液囊缺失。
- 菌血症。

2.3.3　器　械

分流管穿刺术所需器械包括：

- 23 号蝶形注射针。
- 5mL 注射器。
- 无菌生理盐水。
- 测压计。
- 理发剪。
- 无菌备皮刀。
- 无菌帽子、口罩、外罩、手套和手术洞巾。

2.3.4　操作技术

术前准备

回顾患者的相关影像学资料，尤其是分流管相关的影像学检查，以明确分流阀的位置。

药物应用

进行分流管穿刺时通常无须给予任何药物。

患者体位及器械摆放

- 患者平卧于病床或担架上，头部向分流阀的对侧旋转。
- 皮下扪及阀门。
- 在阀门区域做最小范围的备皮。
- 用酒精和氯己定清洗阀门表面的头皮。
- 术者穿手术衣，戴无菌手套、帽子和口罩。
- 在备皮区域铺盖无菌手术洞巾。
- 打开 23 号无菌蝶形注射针、无菌生理盐水和 5mL 注射器，放于无菌区域。

操作步骤

- 将 23 号蝶形注射针穿入分流管阀门或储液囊，不连接注射器（图 2.4）。

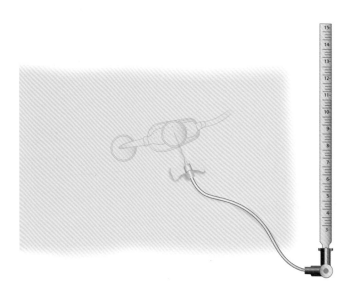

图 2.4　压力计测量颅内压

- 小心握持注射针软管的末端，高于患者头部，以明确是否存在脑脊液流动。通过肉眼观察软管内液柱的高度可大致估计颅内压。

- 移动的弯液面提示分流管近端功能存在。仅根据该穿刺操作很难明确分流管远端是否通畅。

- 如果在高于患者头部的情况下，软管内脑脊液流动显著，则提示可能存在颅内压增高及远端堵塞。

- 如果未见液体流出，则可连接一个 5mL 空针筒，轻轻抽吸阀门。如果仍无法抽吸出液体，则必须将患者转入手术室，全面探查分流装置。

• 该技术也可用于提取脑脊液进行培养以明确分流系统感染的相关情况。

• 必要时可在分流管穿刺的同时注入药物或放射性同位素。

• 如果要进行更精准的测定，可将带有三通阀的测压计连接 23 号蝶形注射针，从而准确读取移动弯液面的高度，即等同于颅内压数值（图 2.4）。

• 通过分流管穿刺也可尝试评估远端堵塞情况。将 23 号蝶形注射器穿入后，必须压迫住分流阀的近端部分，从而阻断近端的液体流通，从而孤立远端分流管。随后可将无菌生理盐水缓慢注入远端。如果注入过程轻松无阻力，则远端堵塞的可能性很小；如果注入过程阻力明显，则强烈提示分流管远端堵塞。

2.4 分流管外置术

2.4.1 适应证

分流管外置术的适应证主要取决于对分流失败的检查评估。如果患者存在分流失败的临床和影像学表现，且影像学明确提示远端部件（阀门以远）破裂，则需要立即进行分流管外置术或远端修复，分流管外置术可恢复脑脊液引流和对颅内压的控制。如果评估结果提示近端部件（阀门或阀门以近）故障，则不适合行分流管外置术。

分流管外置术的两个主要适应证为分流管远端故障和分流感染。分流管远端故障可由多种因素造成，包括远端分流部件破裂，腹腔分流中的腹腔或盆腔假性囊肿形成，胸腔分流中的症状性胸腔积液，以及与分流或分流管植入无关的腹腔或盆腔并发症。对于分流系统感染，进行分流管外置术的同时可进行脑脊液培养和药敏试验以制订明确的治疗方案。此时，根据特定的器官，可在抗感染治疗的同时继续维持分流管外置，直到脑脊液感染消失。一旦脑脊液正常即应修复整个分流系统。也可从一开始就去除分流装置，更换为脑室外引流，同时进行抗感染治疗，直到感染控制后再植入新的分流系统。

另外，当分流远端部位可能存在与分流术无关的感染时（如开腹手术、腹腔感染或其他腹腔病变），也应考虑行分流管外置术以防止上行性脑室炎。

2.4.2　禁忌证

分流管外置术的禁忌证包括：

- 近端分流故障。
- 神经功能急速下降。
- 无法明确分流故障的部位。

2.4.3　器　械

- 脑室引流管套件（包括引流管与集液系统的接口）。
- 脑脊液集液量管。
- 含肾上腺素的利多卡因。
- 帽子，口罩，手术衣，无菌手套（×2）、无菌洞巾，托盘。
- 2-0 薇乔线（10 板），3-0 单乔线（×2），皮肤黏合剂，2-0 丝线（×1），2-0 尼龙线。
- 无菌冲洗器（×2），23 号针，氯己定贴膜，常规贴膜（×2）。
- 发夹。
- 包含尖刀、蚊式止血钳、镊子和持针器的一次性器械套装。
- 15 号刀片。

2.4.4 操作技术

术前准备

• 回顾患者的相关影像学资料，尤其是分流管相关资料，明确分流管相对于锁骨或其他解剖标志的位置。

• 回顾相关的实验室检查结果。

药物应用

• 如果患者未行气管插管，则应面罩给氧。

• 应用针对革兰氏阳性菌的抗生素可以预防皮肤菌群感染，最常用的是头孢唑林。如果使用头孢类抗生素，应在术前5min静脉推注（IV）给药。不建议在单次围手术期剂量以外再预防性使用其他抗生素 [2]。

• 镇静剂通常选用丙泊酚、咪达唑仑和芬太尼。

• 含或不含肾上腺素的利多卡因均可用于局部麻醉。

患者体位和器械摆放

• 虽然本节中我们描述的是锁骨处的分流管外置术，但是可以沿分流管长轴对分流阀以远任意处的远端分流管进行该操作。

• 患者平卧于病床，头部处于中间位置。

• 于锁骨区域应能触及骑跨于其上的分流管，软组织较多的患者可能难以触及。

• 如果患者锁骨区体毛浓密，应予以广泛剃除。

• 随后用酒精和氯己定溶液彻底清洗该区域。

• 在分流管区域做一条跨锁骨的水平线。

• 术者穿手术衣，戴无菌帽子、口罩和手套。

• 在备皮区域铺盖无菌洞巾。

操作步骤

- 对标记区域的锁骨表面皮肤进行局部浸润麻醉。
- 将所需器械放置在无菌操作台上。
- 使用 15 号刀片在锁骨处的引流管表面做一个 2cm 的水平切口。注意勿切开所有真皮层!
- 使用蚊式钳仔细地进行钝性分离，避免损坏远端分流管。
- 一旦暴露分流管，即可将蚊式钳置于其下方并将其远侧的导管拉出（图 2.5）。

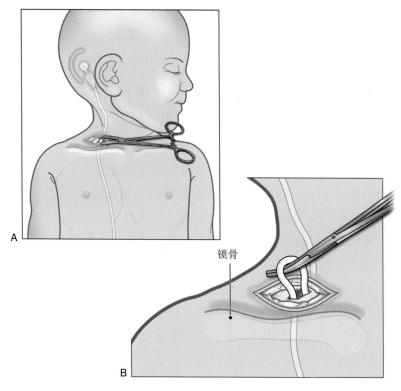

锁骨

图 2.5 锁骨处的分流管外置术（经允许引自 Operative Procedure//Ullman J, Raksin PB. Atlas of Emergency Neurosurgery. 1st. Thieme，2015.）

- 如果远端分流管拉出无阻力，即可将其从切口取出。
- 如果远端分流管拉出时存在阻力，切勿将其取出。
- 此时，可于锁骨下用方钳夹住分流管。
- 在钳子下方剪断分流管。
- 将钳夹的分流管断端与连接头（脑室引流管套件中）相连，并用线将其固定。
- 此时应能观察是否有脑脊液流出。若无脑脊液流出，须将患者转入手术室进行分流管重置；若有脑脊液流出，则可继续分流管外置术操作。
- 用一个塞子（脑室引流管套件中的设备）封闭近侧断端，使脑脊液不再流出。
- 缝合锁骨处切口。
- 用 2-0 薇乔线间断缝合真皮层，注意勿损坏或弯折分流管。
- 用 3-0 单乔线连续缝合皮肤。
- 用 2-0 尼龙线将外置的分流管固定于皮肤。
- 用无菌生理盐水冲洗脑脊液集液量管系统，并将其与外置的分流管相连。
- 用无菌纱布和透气胶膜覆盖切口。
- 将量管拴于床旁的杆架上。量管的高度可位于耳屏处或耳屏下方的任意水平，因为分离阀可调节脑脊液引流。

2.5　并发症

2.5.1　感　染

实施分流管穿刺和分流管外置术的最大顾虑之一是，存在将感染引入无菌分流系统中的风险。尽管穿刺导致感染的可能性极低，但仍应严格遵循无菌操作原则。

2.5.2 分流管回缩

进行分流管外置术时，近端管可向上回缩以致没入深部组织导致无法在床旁探及。因此，术者应在剪断分流管前尽量拉出一段呈小袢状，并对其进行钳夹（图2.5）。一旦发生分流管回缩，不建议继续在床旁操作，应将患者转入手术室，对整个分流系统进行探查。

2.5.3 分流系统气锁

进行分流管穿刺和分流管外置术时，术者应仔细操作，避免空气进入分流系统，尤其是在进行分流管穿刺时，因为进入的空气可能阻塞脑脊液的流通导致分流失败。最重要的是，要确保不能将空气注入分流阀和整个系统。

2.6 专家建议与疑难解答

2.6.1 分流阀无法穿刺

有时会遇到分流管无法穿刺的情况，即当针头难以穿入触及的分流阀时，可能是阀门不可被穿刺。此时应查阅之前的影像资料以确定阀门的种类，从而明确是否可对其进行穿刺。

2.6.2 远端导管阻力

在分流管外置术中，当尝试取出远端导管时可能会遇到阻力。这种情况并不少见，并有可能是分流失败的潜在原因。出现这种情况时建议不要继续尝试取出，可将远端导管留在原位，然后继续进行外置术操作。

2.6.3 分流管部分回缩

进行分流管外置术时，需要外置的近端分流管可能出现向颈部回缩的情况，此时建议在离断分流管之前先在分流管上放置一个血管钳。这样操作后，如果导管仍出现回缩，血管钳就可对回缩的导管保持牵拉。解决这个问题的方法是：准备一个直连接头和一根脑室引流管；剪除脑室引流管的远端（穿刺端），形成一根两端开放的空管；将连接头与该空管的一端相连并用线固定；将连接头的另一端与锁骨处部分回缩的分流管相连接，确保也用线固定，否则分流管仍会与空管分离并回缩；随后，即可如上文所述用塞子封堵和连接集液量管。

（唐寅达　译，汤文龙　审）

3 腰椎穿刺术

R. Nick Hernandez, Neil Majmundar, Amna Sheikh

摘要

本章我们将讨论腰椎穿刺术的相关解剖，适应证与禁忌证，器械，操作技术，并发症，以及专家建议。

关键词：腰椎穿刺；技术；神经重症监护

3.1 引　言

腰椎穿刺术是一项以诊断或治疗为目的来获得脑脊液（CSF）的技术，是用一根细长的穿刺针从下背部皮肤刺入后直至硬脊膜，最后进入腰部的脑脊液腔。通过腰椎穿刺可以直接测量脑脊液压力，收集脑脊液进行外观分析和实验室检查。本章将讨论腰椎穿刺的相关解剖、适应证、禁忌证、使用的器械、安全操作技巧及相关并发症。

3.2 解剖结构和生理功能

3.2.1 脑脊液

大部分脑脊液由颅内脑室系统中侧脑室的脉络丛形成，脑脊液流经各脑室，通过第四脑室正中孔（Magendie 孔）和外侧孔（Luschka 孔）流出脑室系统进入蛛网膜下腔，包绕在脑和脊髓表面，最后脑脊液由上矢状窦内的蛛网膜颗粒重吸收[1]（图

3.1）。人体的脑脊液总量约为 150mL，形成速度为 20~25mL/h、450~500mL/d。每天再生和重吸收的脑脊液是脑脊液总量的 3~4 倍。脑脊液总量的 20% 分布在脑室系统内，剩余的脑脊液分布在颅内和脊髓的蛛网膜下腔及蛛网膜池 [2]。大量脑脊液集聚在腰部，因此在腰椎区穿刺能有效获取脑脊液。

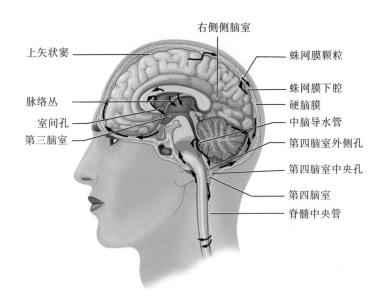

图 3.1　脑室系统内的脑脊液流动。脑脊液由脉络丛产生，并通过蛛网膜颗粒重新吸收回上矢状窦

3.2.2　腰　椎

　　成年人脊髓末端的脊髓圆锥大约在第 1 腰椎（L_1）水平 [3]。在脊髓圆锥以下平面，脊神经根在充满脑脊液的硬膜囊内走行，从对应的神经孔出脊柱。由于脊髓终末端位于腰椎上部，当从腰椎下部进入硬膜囊时，大多数患者不存在脊髓损伤的风险。图 3.2 描述了腰椎的相关解剖结构。

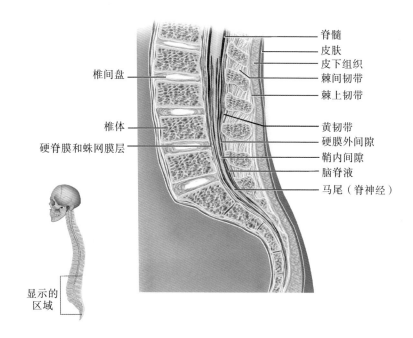

脊髓

皮肤

皮下组织

棘间韧带

棘上韧带

椎间盘

黄韧带

硬膜外间隙

鞘内间隙

脑脊液

椎体

硬脊膜和蛛网膜层

马尾（脊神经）

显示的
区域

图 3.2　腰椎解剖

3.3　适应证

　　通过腰椎穿刺到达脑脊液腔的适应证很多，可以概括为 4 个主要的适应证：①收集脑脊液用于实验室检查；②测量颅内压；③进行脑脊液引流治疗；④鞘内给药。

3.3.1　留取脑脊液标本

　　留取脑脊液进行实验室检查是腰椎穿刺最常见的适应证。很多神经系统疾病可以通过脑脊液检查进行诊断，包括病毒或细菌感染、原发性中枢神经系统（central nervous system，CNS）肿瘤或转移性恶性肿瘤、神经退行性疾病和自身免疫性疾病。脑脊液外观检测包括清澈程度（清澈或浑浊）和颜色（清亮、黄色、红色等）。在疑似蛛网膜下腔出血（subarachnoid hemorrhage，SAH）但头颅 CT 扫描结果阴性的患者中，通过腰椎穿刺获取脑脊液，检查脑脊液是否变黄，可支持 SAH 的诊断。

3.3.2 测量颅内压

许多神经系统疾病可导致颅内压（ICP）增高，包括脑膜炎、恶性肿瘤、脑室-腹腔分流术失败、特发性颅内压增高、交通性脑积水和创伤。测量脑脊液压力通常可以指导临床医生选择最合适的治疗方案，如使用高渗盐水或需要进行脑脊液分流术的修复手术。患者侧卧位时进行腰椎穿刺可以实时测量神经轴的颅内压力，帮助指导临床医生采取最佳的治疗方案。

3.3.3 治疗性引流

治疗性脑脊液引流有许多适应证。一般情况下，因交通性脑积水造成的各种颅内高压危象都可以临时进行腰椎穿刺和治疗性脑脊液引流。例如，一例脑脊液分流术失败的患者在进行最终手术干预前，只要没有脑脊液梗阻，就可以采取脑脊液引流这样一个折中的方式。此外，对正常颅内压脑积水（normal pressure hydrocephalus，NPH）或特发性颅内压增高（idiopathic intracranial hypertension，IIH）的患者进行治疗性脑脊液引流，有助于明确这些患者进行永久性脑脊液分流术是否受益，而对这些患者进行大量脑脊液引流可明显改善症状。隐球菌性脑膜炎患者常发展为慢性交通性脑积水，对于这种情况在使用抗真菌药物治疗感染的同时，每天进行脑脊液引流是行永久性脑室-腹腔分流术前的一种过渡方法。

通过腰椎穿刺进入脑脊液腔可以进行给药，最常见的情况是使用碘造影剂进行 CT 脊髓造影成像。

3.4 禁忌证

腰椎穿刺的禁忌证如下。

3.4.1 颅内占位性病变或脑组织移位

对颅内占位性病变患者，当存在疑似或明确的脑组织受压及颅内压增高时，从腰大池中留取脑脊液后可能导致发生脑疝。正如 van Crevel 等所描述的："留取的脑脊液就像从下面移除了塞子，从而增加了从上至下的压力，并使已经存在移位的脑组织进一步移位"[4]。这种下疝可能导致脑干和其他重要的神经、血管结构受压，导致发病率或死亡率显著升高。有些症状可以提示在腰椎穿刺前应进行头部 CT 扫描，包括精神状态改变、局灶性神经功能障碍或昏迷。如果 CT 结果不能确定或不能明确排除占位性病变，则应进一步行 MRI 检查。如果收益大于风险，可以对这些患者进行腰椎穿刺，小心留取所需最少量的脑脊液，注意在手术过程中应对患者进行密切监测。最具代表性的情况是急性细菌性脑膜炎（acute bacterial meningitis，ABM）患者，患者可能出现严重的精神状态改变、颅内压增高，必须快速做出诊断，以防止因未治疗或延迟治疗导致的其他病变和死亡。

注意：如果患者不存在颅内占位性病变，单纯的颅内压增高和（或）视神经乳头水肿（如特发性颅内压增高）并不是腰椎穿刺的禁忌证。

3.4.2 梗阻性脑积水

与颅内占位性病变类似，梗阻性脑积水会导致单纯的颅内压增高，从腰大池中留取脑脊液会导致脑疝。

3.4.3 凝血病、凝血功能障碍或出血障碍

需要进行腰椎穿刺的患者可能存在许多外源性和内源性原

因造成的出血功能障碍，包括已存在的凝血疾病（如血友病、血管性血友病和肝衰竭），药物诱导的凝血级联功能障碍（如华法林、肝素、利伐沙班和阿加曲班）或血小板功能障碍（阿司匹林、氯吡格雷等），近期进行溶栓治疗（如用于急性缺血性卒中的阿替普酶），以及血小板减少。

如果某个正在进行药物治疗的患者必须进行腰椎穿刺，可以在操作前使用适当的逆转剂或血液制品。虽然文献报道的腰椎穿刺相关脊髓血肿的发生率非常低[5,6]，但是实际发生率可能较高，因为很多病例没有报道出来。应对每个存在凝血功能障碍的患者进行腰椎穿刺的风险和获益评估，如果获益大于出血风险，并且已经充分告知患者及其家属，他们了解风险并愿意接受腰椎穿刺，则可以进行该操作。

3.4.4　穿刺部位感染

当要穿刺部位出现感染时，包括腰椎上的表皮感染和（或）在腰椎穿刺进针过程中或附近的深层软组织感染或脓肿，应避免腰椎穿刺，以防止中枢神经系统播散性感染。在这种情况下，应寻找其他部位进行腰椎穿刺。

3.5　器　械

腰椎穿刺前需要将所需的器械全部放入腰椎穿刺包内（图3.3），且腰椎穿刺过程中操作者需要穿无菌手术衣。必备设备清单如下：

- 无菌手术衣和无菌手套、口罩和帽子。
- 皮肤消毒液（氯己定、碘伏）。
- 无菌手术洞巾。
- 无菌纱布。

- 1% 利多卡因。
- 10mL 注射器。
- 23G 针头。
- 腰椎穿刺针（最好是无创的）。
- 三通。
- 测压计。
- 脑脊液收集管（4 个）。
- 创可贴或密封无菌敷料。

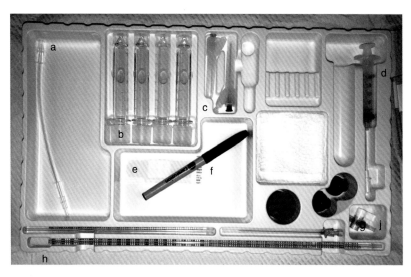

图 3.3　腰椎穿刺（LP）包。a. 加长适配器；b. 脑脊液收集管；c. 麻醉针头；d. 注射器；e. 创可贴；f. 记号笔；g. 纱布；h. 测压计（请注意，此套件中的测压计是两个单独的部件，使用时需进行组装）。i. 腰椎穿刺针；j. 三通阀

3.6　操作技术

在行腰椎穿刺前应回顾患者的各项相关检查结果，如果存

在凝血功能障碍，应予以适当纠正。有精神状态改变、局灶性神经功能缺损或颅内占位性病变的患者，应在腰椎穿刺前进行头颅 CT 扫描，通过神经影像学即可做出诊断的病变，无需行腰椎穿刺。如果神经影像学检查无法确诊，仍需进行腰椎穿刺，就必须根据患者的临床表现、影像学检查结果、实验室检查和诊断需要来权衡腰椎穿刺的风险和获益。

3.6.1　患者体位

患者取侧卧位，臀部和膝关节尽可能屈曲，下巴尽量贴近胸壁，像胎儿的姿势一样（图 3.4B）。如果患者能够耐受，要在无协助的情况下保持这个体位。如果患者不能耐受，助手应站在操作者对面协助患者保持这个体位。该体位能够使腰椎椎板间隙增宽，便于穿刺针通过。

如果侧卧位穿刺不成功，可尝试坐位。患者坐于床边，双

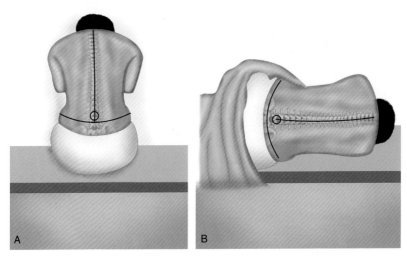

图 3.4　A. 坐位。B. 侧卧位。两侧髂嵴连线约平 L4 水平，代表了合适的进针位置

腿悬垂，指导患者向前倾斜到手术台上，以弯曲背部并打开椎板间隙(图3.4A)。患者取坐位时腰部硬膜囊受重力影响，使脑脊液聚集在腰大池，从而可以提高腰椎穿刺成功率。必须注意的是，不应在坐位时测量脑脊液压力。如果需要测量脑脊液压力，应在成功进入脑脊液腔后，小心地将患者转变为侧卧位后再进行测量。

3.6.2 术前准备

对腰椎表面皮肤进行消毒和铺无菌巾。操作者穿无菌手术衣，戴无菌帽子、口罩和手套。铺无菌洞巾暴露出腰椎处皮肤。两侧髂嵴连线大致位于第4腰椎或第5腰椎(L4/L5)椎间隙水平。通过触诊髂骨，从髂骨到中线画一条线，可以确定合适的穿刺点。操作者应在此区域的中线上触诊以找到棘突，并在两棘突之间的中点上作标记。穿刺点处应给予1%利多卡因行局部麻醉。先在皮肤上注射一个小的皮丘，再向前进针，直至碰到骨质，然后注射更多的利多卡因。对这些部位进行麻醉可以减少或消除操作过程中的疼痛，特别是当穿刺针碰到骨性结构时疼痛非常明显。

麻醉药起效后，操作者从腰椎穿刺包中取出相应器械。在开始操作之前操作者应该了解所需器械的位置，以确保腰椎穿刺的效率和无菌性，防止当脑脊液从穿刺针处流出时再慌乱地寻找脑脊液收集管。因此，应确认一下物品(穿刺针、适配器、三通旋塞、压力计、收集管和纱布)的摆放，以便在操作过程中顺利取用。

3.6.3 穿 刺

如果条件允许，最好使用无创性穿刺针。已有证据证实，与传统穿刺针相比，无创性穿刺针能更好地降低手术相关并发症[7]（图 3.5）。首先确认穿刺针斜面，进针时斜面应朝上（侧卧位时斜面朝向天花板），平行于硬膜囊。这一进针方向有两个目的，第一，通过硬脊膜纵向纤维平面进入硬膜囊，可降低腰椎穿刺后头痛[8]；第二，如果穿刺过程中碰到神经根，更有可能将其推离，而不是切断。将穿刺针刺入局麻药注射部位的皮肤，如果患者感到明显疼痛，可以延长麻醉药起效时间，也可以增加麻醉药注射量，必要时可以使用全身镇痛。开始时进针方向应与地面平行，与颅侧约成 30°角，或与棘突平行。应缓慢进针，一边进针一边感受前进时遇到的解剖结构。可能会碰到棘突，如果使用大号穿刺针，操作者可沿棘突继续进针至椎板。如果使用小号脊柱针，最好退出并重新调整为合适的角度。穿刺针碰到椎板后，可以继续前进或重新调整进针角度，直到进入椎板间隙。当患者处于最佳位置时，可能不会碰到任何骨性结构。操作者进针过程中可能会在以下几个点感觉到阻力消失：首先是棘上和棘间韧带，其次是黄韧带，最后是硬脊膜（图 3.6）。定期拔出穿刺针针芯观察脑脊液是否流出不会造成损伤，但在未插入针芯的情况下绝对不能进针，以避免出现脊髓表皮样囊肿等迟发性并发症。一旦操作者感觉穿刺针进入了腰大池，应拔出针芯确认脑脊液流出，之后重新还纳针芯避免脑脊液流失，并转动穿刺针使斜面朝向头端。

3.6.4 测量颅内压

将压力计与三通旋塞的底部连接，三通旋塞与腰椎穿刺针连接，脑脊液可直接流入压力计（图 3.7）。也可以使用柔软的适配器连接穿刺针和三通。脑脊液流入压力计时记录初始压力，在收集脑脊液标本后记录终末压力，注意液面会随着心跳和呼吸波动。需要注意的是，应在患者侧卧位时测量压力，因为在坐位时测量的压力会因为体位不同而人为地升高。

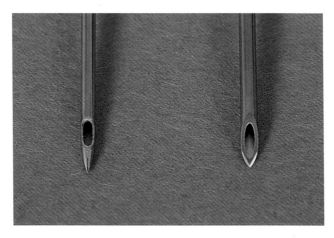

图 3.5　两种常用的腰椎穿刺针。左图：21 号无损伤 Sprotte 针，具有锥形尖端；右图：20 号尖头 Quincke 针（经允许引自 Wildemann, Brigitte，et al. Laboratory Diagnosis in Neurology. Stuttgart: Thieme, 2010.）

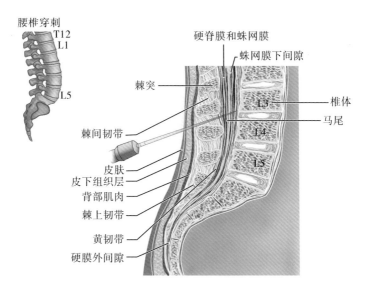

图 3.6　腰椎穿刺针穿过腰椎解剖结构的轨迹以及针在腰大池中的最终位置

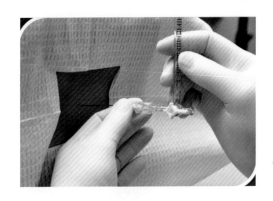

图 3.7　颅内压测量。三通阀已经组装好并连接到腰椎穿刺针的末端（图片来源：Gaumard Scientific）

3.6.5　收集脑脊液

应事先整理排列好脑脊液收集管。如果是用脑脊液来鉴别蛛网膜下腔出血，一定要按照留取脑脊液的顺序对收集管进行标记，这样可以通过红细胞计数来区分不同的收集管，从而可以区分蛛网膜下腔出血和腰椎穿刺损伤。留取适量脑脊液。将延长转接器连接到穿刺针上有利于收集脑脊液，因为管是柔软的，可以人为操纵以便引流脑脊液直接进入收集管。从穿刺针处收集脑脊液有时比较困难，因为要依赖穿刺针的角度。如果需要留取大量脑脊液，则可以留取 30~40mL。一定要让脑脊液从穿刺针中自行流出，不要为了更快收集而对针头进行抽吸。如果在留取脑脊液过程中脑脊液停止流动或流速变慢，可以让助手将患者的床调整为头高脚低位，或者小心地将患者的体位调整为坐位，这样能促进脑脊液流出。注意脑脊液的颜色和清澈程度（如透明、黄色、红色和浑浊；图 3.8）。留取脑脊液后，在送至实验室之前，确保收集管密封并粘贴恰当的标签。

3.6.6　关　闭

在拔出穿刺针前应还纳针芯，以减少腰椎穿刺后头痛的发生风险[9]。应缓慢而匀速地拔出穿刺针，在针头部位贴创可贴或

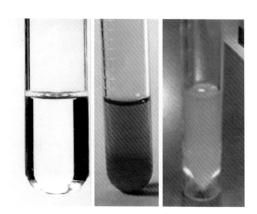

图 3.8 不同的脑脊液标本。记录脑脊液标本的颜色和透明程度很重要

覆盖纱布。传统上医生会要求患者完成腰椎穿刺后平躺 30min，但是一项大型荟萃分析显示，腰椎穿刺后卧床和早期活动患者的头痛发生率无明显差异 [10]。

3.7 并发症

- 腰椎穿刺后 (脊柱痛) 头痛。
- 脑脊液漏。
- 感染或脑膜炎。
- 脑疝。
- 硬脊膜外血肿。
- 神经根损伤。
- 颅内硬膜下血肿。
- 表皮样囊肿。

3.8 专家建议与疑难解答

当患者躺在离床边几英寸的位置时，可在床边覆盖一个大的无菌巾，操作者可用来放置操作器械。

如果患者感到下肢剧烈放射痛，表明穿刺针已触碰到脊神经根。操作者应将穿刺针退出至真皮深层，在疼痛处对侧重新穿刺，例如，如果患者感到剧烈的疼痛向右腿放射，应将进针方向调整至患者的左侧。

如果操作者感觉到穿刺针针头明确触碰到椎板，且已经穿过椎板间隙和黄韧带，再次碰到骨骼而无脑脊液流出，那么穿刺针很可能到达了椎体后部，此时应还纳穿刺针针芯，将针头抽出 1cm，检查有无脑脊液流出。

如果仍然没有脑脊液流出，应将穿刺针退回至真皮层，尝试新的路径。在操作过程中的任何时刻，患者抱怨疼痛难忍无法耐受手术时，操作者都必须确定患者是否需要额外的药物治疗，或者操作是否应该终止。谨慎的做法是不选择适度镇静，而是在直接透视引导下进行操作。

对于有腰椎手术史的患者，应在腰椎穿刺前行腰椎影像学检查，以评估腰椎的解剖。在进行腰椎穿刺前，操作者应该了解相关的解剖学知识。例如，对于有腰椎椎板切除术史的患者，不会触及棘突或椎板。有脊柱融合手术史的患者可能有一个坚固的骨融合块，会阻碍穿刺针穿过传统的腰椎路径进入腰大池，这种情况可以通过腰椎 CT 进行评估。如果根据影像仍认为进入腰大池是可行的，或者寻找到另一种方法获取脑脊液，则应谨慎地在直接透视引导下进行腰椎穿刺。

对于解剖结构复杂的患者，可以使用旁正中穿刺点，以绕过棘上韧带和棘间韧带，穿过棘旁肌肉，尤其适用于患有棘突骨质增生或韧带钙化的老年患者。

（赵淑颖　译，刘红　审）

参考文献

[1] Czosnyka M, Czosnyka Z, Momjian S, et al. Cerebrospinal fluid dynamics. Physiol Meas, 2004, 25(5):R51–R76.

[2] Sakka L, Coll G, Chazal J. Anatomy and physiology of cerebrospinal fluid. Eur Ann Otorhinolaryngol Head Neck Dis, 2011,128(6):309–316.

[3] Soleiman J, Demaerel P, Rocher S, et al. Magnetic resonance imaging study of the level of termination of the conus medullaris and the thecal sac: influence of age and gender. Spine,2005, 30(16):1875–1880.

[4] van Crevel H, Hijdra A, de Gans J. Lumbar puncture and the risk of herniation: when should we first perform CT? J Neurol, 2002, 249(2):129–137.

[5] Brown MW, Yilmaz TS, Kasper EM. Iatrogenic spinal hematoma as a complication of lumbar puncture: what is the risk and best management plan? Surg Neurol Int, 2016, 7 Suppl 22:S581– S589.

[6] Domenicucci M, Mancarella C, Santoro G, et al. Spinal epidural hematomas: personal experience and literature review of more than 1000 cases. J Neurosurg Spine, 2017,27(2):198–208.

[7] Williams J, Lye DCB, Umapathi T. Diagnostic lumbar puncture: minimizing complications. Intern Med J,2008, 38(7):587–591.

[8] Richman JM, Joe EM, Cohen SR, et al. Bevel direction and postdural puncture headache: a meta-analysis. Neurologist, 2006, 12(4):224–228.

[9] Strupp M, Brandt T, Müller A. Incidence of post-lumbar puncture syndrome reduced by reinserting the stylet: a randomized prospective study of 600 patients. J Neurol, 1998, 245(9):589–592.

[10] Thoennissen J, Herkner H, Lang W, et al. Does bed rest after cervical or lumbar puncture prevent headache? A systematic review and meta-analysis. CMAJ, 2001, 165(10):1311–1316.

4 腰大池引流术

Neil Majmundar, Gurkirat Kohli, R. Nick Hernandez, Rachid Assina

摘要

腰大池引流术（lumbar drain，LD）是一种在床旁或手术室进行的操作，目的是对脑脊液 (CSF) 进行可控的引流。本章将阐述腰大池引流术的相关解剖，适应证与禁忌证，器械，操作技术，并发症，以及专家建议。

关键词：腰大池引流术；脑脊液；脑积水；脑脊液漏；脑脊液分流

4.1 引　言

腰大池引流术是将导管置入腰椎蛛网膜下腔，为脑脊液 (CSF) 提供持续引流通道的一种技术。该操作既可以在床旁进行，也可以在手术室进行，但必须全程无菌操作。当将腰大池引流管置入蛛网膜下腔，将其连接到收集系统后，该收集系统便可以收集脑脊液并以精准和可控的方式监测脑脊液的引流情况。也可以将换能器连接到导管上，以监测蛛网膜下腔的压力，不过腰大池引流通常不用于此目的。本章我们将讨论腰大池引流术的相关解剖，适应证和禁忌证，所用器械，操作技术，引流系统故障的诊断，以及相关并发症。

4.2 解剖结构和生理功能

脉络丛分布于颅内脑室系统，产生了不断在中枢神经系统内循环的大部分脑脊液。每时每刻，成人的脑脊液循环中大约容纳了 125 ~ 150mL 的脑脊液，其中大约 20% 的脑脊液位于脑室，其余存在于蛛网膜下腔。脑脊液从侧脑室流经 Monro 孔进入第三脑室，再通过中脑导水管进入第四脑室。然后，它通过第四脑室正中孔（Magendie 孔）或第四脑室外侧孔（Luschka 孔）进入围绕着大脑和脊髓的蛛网膜下腔。最后，脑脊液被突入蛛网膜下腔的蛛网膜颗粒重吸收到上矢状窦，回流入静脉循环中。脑脊液每天更新 3~4 次，每天产生 400~500mL。

对成人而言，标志脊髓末端的脊髓圆锥通常位于 L1 或 L2 椎体水平，而蛛网膜下腔则延伸至第 2 骶椎（S2）椎体水平。腰大池是位于脊髓圆锥与硬脑膜末端（S2 水平）之间膨大的蛛网膜下腔。腰大池就是进行腰椎穿刺的部位，其内容纳有形成马尾的腰骶神经根、终丝和脑脊液。

4.3 适应证

4.3.1 开颅术

腰大池引流用于需要脑组织牵拉较多的手术中促进脑组织松弛，以期减少术后脑水肿，包括前颅底手术、乙状窦后入路、远外侧入路和枕下开颅手术等 [1, 2]。对于这些病例，一般在术前放置引流管并夹紧。在手术过程中，如果需要进一步松弛脑组织，可以打开引流管以排出适量脑脊液。这种情况下，可以将腰大池引流管在手术后保持在原位，也可以在手术结束时移除。

4.3.2 内镜下颅底手术

腰大池引流常用于内镜下颅底手术，因为该手术常伴有硬脑膜缺损，因此术后有较高的脑脊液漏发生率。腰大池引流管的放置时机可以在术前，也可以在术后，以降低颅内压，利于颅底缺损愈合及防止术后脑脊液漏[3]。术后，腰大池引流管通常会持续保留数日，每小时或每隔 1 小时引流适量脑脊液，直到硬脑膜闭合满意，患者没有任何脑脊液漏为止。

4.3.3　脑脊液漏

对于自发性或创伤性脑脊液漏患者，可以在拟行脑脊液漏修补术之前放置腰大池引流管。该方法适用于脑脊液鼻漏、耳漏和脊椎漏。术前放置腰大池引流管的另一个好处是能够鞘内注射荧光素（以利于术中确定脑脊液漏的漏口）[4]。同样地，腰大池引流管既可以在修补术后立即取出，也可以在术后保留数日，以利于硬脑膜闭合。腰大池引流管的放置显著提高了脑脊液漏闭合率，并降低了持续性脑脊液漏潜在并发症的发生率。

4.3.4　正常压力脑积水

放置腰大池引流管可以作为正常压力脑积水 (normal pressure hydrocephalus，NPH) 患者的一项必要的检查[5]。若患者的病史、检查和影像学结果提示正常压力脑积水的诊断，则应放置腰大池引流管。放置前对患者进行物理治疗（physical therapy, PT）评估。放置后每天排出适量的脑脊液，同时对患者进行物理治疗评估，观察在释放脑脊液后，患者的步态、平衡和行走速度是否有所改善。在腰大池引流管留置期间，还可以检查脑脊液压力，并收集脑脊液进行化验，以明确诊断。若患者在放置腰大池引流管后临床症状有所改善，建议使用脑室 – 腹腔或腰大池 – 腹腔分流术进行永久性脑脊液分流[6]。

4.3.5　胸腹主动脉手术

腰大池引流术也可用于胸腹主动脉手术。主动脉的支架植入或血管置换可以改变关键节段主动脉的血流量。腰大池引流管的放置形成脑脊液分流，从而降低鞘内压力，这可能会增加脊髓灌注压，从而缓解脊髓的缺血性损伤[7]。

4.3.6　其他适应证

腰大池引流管也可用于其他情况，如交通性脑积水患者需要多次采集脑脊液或反复引流时，以及脊髓手术后出现脑脊液漏的患者。

4.4　禁忌证

放置腰大池引流管的禁忌证包括以下几点。

4.4.1　颅内占位病变

放置腰大池引流管的潜在并发症是脑疝，这可能引起神经血管结构整体受压并导致死亡[8]。神经影像学手段如 CT 和 MRI，对于识别可能导致颅内压增高、脑组织移位、脑疝形成的病理因素（如血肿、出血、肿块和脓肿）有重要意义。在存在颅内压增高的情况下，放置腰大池引流管可通过降低脊髓腔的压力进一步加重脑疝。

4.4.2　梗阻性脑积水

正常脑脊液流动受到任何阻碍都会导致颅内压增高，使患者面临脑疝的风险。放置腰大池引流管会增加颅内和脊髓腔的压力梯度，进一步加重脑疝。

4.4.3　皮肤感染或硬脊膜外脓肿

对于临床表现和影像学提示存在硬脊膜外脓肿的患者，应避免放置腰大池引流管。穿刺针经过脓肿会增加脑膜炎和硬膜下感染的风险。腰部浅表皮肤感染时也应避免行腰大池引流术，以降低穿刺针将感染扩散至深层组织的风险。

4.4.4　凝血障碍、血小板减少和抗凝治疗

与腰椎穿刺一样，对患有出血性疾病或正在接受抗血小板或抗凝治疗的患者行腰大池引流术，会增加硬脊膜外血肿的发生风险 [9]。

4.5　器　械

- 无菌消毒包。
- 局部麻醉药。
- 无菌手术衣、手套和口罩。
- 腰大池引流包（图 4.1）。
- 14 号穿刺针。
- 带有导丝的引流导管（图 4.2）。
- 脑脊液收集系统。
- 敷料。

4.6　操作技术

4.6.1　患者体位和器械准备

术前，操作者应当回顾患者的影像学资料，包括任何相关的头颅和脊柱影像，同时可以给予单次剂量的抗生素。

患者取侧卧位，颈部屈曲，下巴抵住胸部，双腿屈曲至腹部，从而增加椎板间距离。触诊髂嵴以定位于 L4~L5 或 L3~L4 间隙，并做标记，如图 4.3 所示。

对操作部位进行备皮及消毒，铺无菌洞巾。

之后由浅至深逐层注射局麻药，以便在穿刺过程中提供充分的麻醉。

　　局麻药注射完成后，应准备相关器械。首先，检查 14 号穿刺针及其针头。之后，将导丝和导管放置在装满无菌盐水或无菌蒸馏水的盆中，以确保在后续操作中可以顺畅地将导丝从导管中取出。将导管和导丝放入盆中后，就可以将导丝插入导管。收集系统应该从近端和远端冲洗，以防止管道气锁(air-locking)。

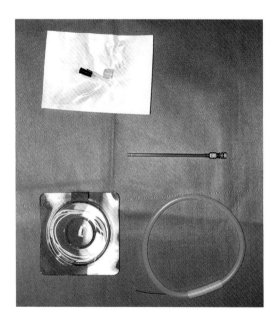

图4.1　腰大池引流包：导管帽（上），14号穿刺针（中），腰大池引流管（左下），腰大池引流管导丝（右下）

图 4.2　腰大池引流穿刺针。黑色箭头指向型号（14号），白色箭头指向针头斜面。开始穿刺时，针头斜面应朝上以减少神经根横断的风险，一旦针头进入腰大池，则应将穿刺针旋转90°以引导导管旋转

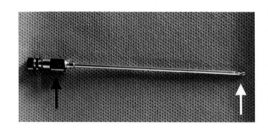

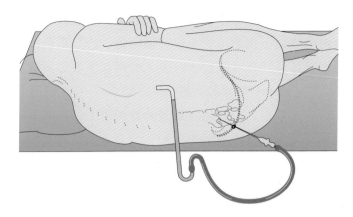

图 4.3　左侧卧位穿刺点定位 (经允许引自 Mattle H, Mumenthaler M, Taub E. Fundamentals of Neurology: An Illustrated Guide. 2nd. Thieme，2017.)

4.6.2　操作步骤

确认穿刺点处已充分麻醉后，就可以开始进行腰大池引流术的操作了。将针尖斜面朝上 (对于大多数配件包，即数字朝上) 插入穿刺针（图 4.4）。每次缓慢推进针头数毫米，同时感受进针的阻力变化。穿刺针将穿过皮肤和皮下组织。如果选择中线入路，接下来的结构是棘上韧带、棘间韧带，如果针头在椎板

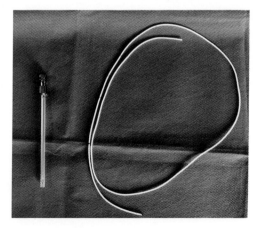

图 4.4　14 号穿刺针和已插入导丝的腰大池引流管

间隙上方或下方有几毫米的偏移，则会触到椎板，可以将针沿着椎板向上或向下探索，直至找到椎间隙。之后穿刺针将穿过黄韧带、硬膜外间隙和硬脊膜，进入蛛网膜下腔。一旦穿刺针刺透黄韧带，就会有明显的突破感。

在进针过程中，一旦感觉针进入蛛网膜下腔，就可以移除针芯，检查是否有脑脊液流出。确认脑脊液顺畅流出后，则应将针的斜面转向头部，以便插入导管。在大多数配件包中，旋转穿刺针会使数字朝向患者头部。值得注意的是，当伸手取腰大池引流管时，需先将针芯还纳入穿刺针内，以防止脑脊液过度引流。导管准备就绪后即可拔掉穿刺针针芯，并将导管插入约15cm深。如果插入导管过程中遇到阻力，不应强行继续插入，此时可以调整穿刺针的角度，直到阻力消失，才可以继续插入导管。在插入导管过程中，任何时候都不应再推进穿刺针；一旦导管插入穿刺针，若需要回退导管，必须将穿刺针与导管一同回退，不能单独将导管从穿刺针中拉出，因为这可能导致导管被穿刺针切断。在拔除穿刺针之前，也不应拔出导丝，因为这也可能损坏导管。

当导管插入深度达15cm时，便可将穿刺针从导管上取出。在此操作中，可用一只手将导管固定，确保穿刺针退出时导管不会移位。然后从导管内取出导丝，此过程仍然需要确保导管插入深度不变。

随后，可以通过腰大池引流包内的导管帽将导管连接到收集系统。在固定导管帽的过程中，确保其与导管末端牢固连接很重要，可以使用丝线将导管末端固定到导管帽上以避免撕脱，这样就可以将导管连接到收集系统。

最后，移除无菌单，用透明敷贴将腰大池引流管固定在患者的皮肤上。

4.7　并发症

4.7.1　头　痛

脑脊液释放可导致颅内压降低，使硬脑膜和脑神经受到牵拉。如果患者在引流后出现明显的头痛，可以减少脑脊液的引流量或停止引流，因为这可能表明有明显的低颅内压。

4.7.2　脑　疝

脑脊液过度引流会导致脑组织下疝。在这种情况下，应立即将患者置于头低脚高仰卧位，并立即停止引流。

4.7.3　感　染

在穿刺或长时间持续腰大池引流期间，如果未严格遵守无菌操作，可能引起脑膜炎、蜂窝织炎或脑室炎。据报道，腰大池引流术的脑膜炎发生风险为 4%，最常见的原因是皮肤感染。可以考虑预防性应用抗生素，如第一代头孢菌素，其抗菌谱覆盖了革兰氏阳性菌，但是目前尚缺乏该措施能减少脑膜炎发生率的证据[10]。在腰大池引流管放置期间，遵循严格的无菌技术并尽快拔除引流管是预防感染的最佳方法。

4.7.4　导管遗留

这是腰大池引流术一个令人担忧的并发症，是由于不当操作导致穿刺针针头切断导管，可能发生在导管的任何部位。因此当导管还在穿刺针内时，最好不要拔出导管，在拔出导丝之前应先取下穿刺针，这一点非常重要。

4.7.5　脊髓损伤或麻木

穿刺针可能刺伤神经根，导致感觉异常、无力或疼痛。如果患者有这些症状，可以尝试将引流管放置在不同的椎间隙。这些症状通常是暂时的，因为神经根的损伤通常不是永久性的。通过正确利用体表标志来确定安全的穿刺点，可以防止脊髓损伤。

4.8 专家建议与疑难解答

4.8.1 过度引流

穿刺针直径过大会导致脑脊液过度流失。拔除针芯后，应迅速用拇指堵住针尾，并应用连接头关闭导管。如果在腰大池引流过程中患者出现任何过度引流的迹象或症状，必须立即停止。如果导管持续引流过程中，患者出现头痛症状或神经系统检查有异常，应立即夹闭腰大池引流管，并调整手术床，将患者置于头低脚高仰卧位。

4.8.2 导管切断

如果导管放置越过穿刺针针头，就不能通过穿刺针向外牵拉导管，以避免针头处的导管被切断。同样地，一旦插入导管，穿刺针就不能继续进针。在取出穿刺针之前，也不应将导丝从导管中取出，以防止切断。在某些情况下，直到拔除导管后，操作者才能意识到导管在放置过程中已被损伤，这会导致拔除过程中导管断裂，以及遗留导管的并发症（图4.5）。如果遗留的导管完全在硬脊膜下，除非患者有症状，否则不建议干预。如果遗留的导管部分在硬脊膜下，部分在硬脊膜外，则必须拔除导管。如果导管完全位于硬脊膜外，大多数情况下也不需要干预。

4.8.3 无脑脊液流出

在放置腰大池引流管的过程中，如果多次尝试后仍没有脑脊液流出，可以尝试换一个椎间隙，或者进行影像学检查，以评估是否有解剖异常。此外，也可以尝试在透视引导下放置腰大池引流管。有时可能穿刺针进入了腰大池，但导管无法到达。在某些情况下，穿刺针针尾可以略微向尾端倾斜，或者重新定位，使针尖向头端倾斜。

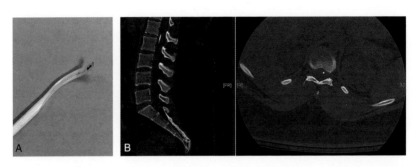

图 4.5　A. 被切断的导管拔出的部分。在这例特殊的患者中，遗留的导管位于硬脊膜下，没有被拔出。B.CT 显示遗留在硬膜下的导管的矢状位和轴位图

4.8.4　先前存在严重脑脊液漏

对于存在脑脊液漏的患者，置入腰大池引流管具有一定的挑战性，因为这类患者的蛛网膜下腔中脑脊液本就不多。在这种情况下，将患者置于倾斜度较高的头高脚低位和（或）使用透视引导下穿刺可能有帮助。有时对于蛛网膜下腔残留脑脊液极少的患者，即使将腰大池引流管放置到蛛网膜下腔内，可能也无脑脊液流出。当怀疑这种情况时，可以通过对引流管注射造影剂确定其位置是否合适。

4.9　结　论

腰大池引流术虽然看似简单，但在几种神经科病变的治疗中起着重要的作用。本章重点介绍了一些适应证、技术细节和可能出现的并发症。

（胡滨　译，王龙　审）

参考文献

[1] Ackerman PD, Spencer DA, Prabhu VC. The efficacy and safety of preoperative lumbar drain placement in anterior skull base surgery. J Neurol Surg Rep, 2013, 74(1):1–9.

[2] Bien AG, Bowdino B, Moore G, et al. Utilization of preoperative cerebrospinal fluid drain in skull base surgery. Skull Base, 2007, 17(2):133–139.

[3] Zwagerman NT, Shin S, Wang EW, et al. A prospective, randomized control trial for lumbar drain placement after endoscopic endonasal skull base surgery. J Neurol Surg B Skull Base, 2016, 77(S02):LFP-13–03.

[4] Stokken J, Recinos PF, Woodard T, et al. The utility of lumbar drains in modern endoscopic skull base surgery. Curr Opin Otolaryngol Head Neck Surg, 2015, 23(1):78–82.

[5] Woodworth GF, McGirt MJ, Williams MA, et al. Cerebrospinal fluid drainage and dynamics in the diagnosis of normal pressure hydrocephalus. Neurosurgery, 2009, 64(5):919–925, discussion 925–926.

[6] Chotai S, Medel R, Herial NA, et al. External lumbar drain: a pragmatic test for prediction of shunt outcomes in idiopathic normal pressure hydrocephalus. Surg Neurol Int, 2014, 5:12.

[7] Fedorow CA, Moon MC, Mutch WA, et al. Lumbar cerebrospinal fluid drainage for thoracoabdominal aortic surgery: rationale and practical considerations for management. Anesth Analg, 2010, 111(1):46–58.

[8] Wang K, Liu Z, Chen X, et al. Clinical characteristics and outcomes of patients with cerebral herniation during continuous lumbar drainage. Turk Neurosurg, 2013, 23(5):653–657.

[9] Sladky JH, Piwinski SE. Lumbar puncture technique and lumbar drains. Atlas Oral Maxillofac Surg Clin North Am, 2015, 23(2):169–176.

[10] Coplin WM, Avellino AM, Kim DK, et al. Bacterial meningitis associated with lumbar drains: a retrospective cohort study. J Neurol Neurosurg Psychiatry, 1999, 67(4):468–473.

5 脑实质内颅内压监测器

M. Omar Iqbal

摘要

颅内压监测器是神经重症监护中常见且有用的工具。本章将详细讨论置入颅内压监测器相关的解剖和生理学，适应证与禁忌证，器械，操作技术，并发症，以及专家建议。

关键词：颅内压监测；颅脑损伤；颅脑灌注压；颅内压

5.1 引 言

颅内压监测器是用于测量颅内压（ICP）的装置。可以通过直接测量硬膜外、硬膜下、脑实质内或脑室内压力来获取颅内压数值。本章将对临床最常用的颅内压监测器——脑实质内监测器进行介绍。

目前市场上在售的脑实质内颅内压监测装置有几种，其中Camino 探针（Natus，Pleasanton，CA，USA）和 Codman 微传感器（DePuy Synthes，West Chester, PA，USA）是应用最广泛的两种颅内压监测器。Camino 探针包含光纤传感器，而微传感器使用应变仪来检测电导。下面描述的具体操作步骤与 Camino（Natus，Pleasanton，CA，USA）装置的操作最接近。

所有颅内压监测器均能对压力进行瞬时测量、显示压力波形的图形并记录颅内压随时间变化的趋势。这些数据的常见显示单位为毫米汞柱，可监测创伤、肿瘤、颅缝早闭、肝衰竭和特发性颅内高压等各种情况下的颅内压并指导治疗。图 5.1 显示了颅内压监测器设置的示意图。

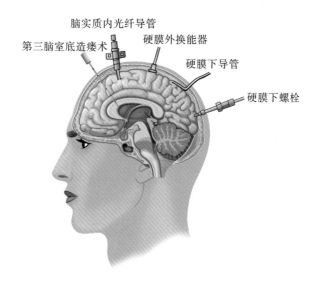

图 5.1　颅内压监测器示意图

5.2　解剖结构和生理功能

　　颅腔中包含三种物质：脑实质、脑脊液和血液。根据 Monro-Kellie 学说，其中一种物质的体积增加必须通过另一种物质的体积减小来平衡，以维持封闭的颅腔内恒定的压力[1]。当其中一种物质的体积增加超过其他两种物质的代偿体积时，颅内压就会升高。脑实质广泛存在于整个颅腔。脑脊液由脉络丛分泌产生，从侧脑室经室间孔进入第三脑室，通过中脑导水管，进入第四脑室，通过 Luschka 孔和 Magendie 孔进入脑、脊髓和脊神经周围的蛛网膜下腔。脑脊液从蛛网膜下腔再吸收，进入上矢状窦。血液存在于动脉、毛细血管、静脉和静脉窦所占据的血管空间中。在颅腔这一封闭的空间中，上述物质的相互依赖关系造就了整个封闭系统压力的连续性。除了一些典型的病例（如孤立性脑室、大脑半球的梗阻性病变或颅后窝病变），一般情况下可以假设在颅内任意位置测量的颅内压可代表整个颅腔空间的压力。图5.2描述了Monro-Kellie学说。

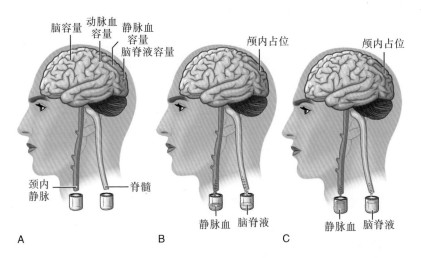

图5.2　Monro-Kellie学说。A.正常颅腔。B.小的颅内占位引起静脉血和脑脊液移位。C.大的颅内占位引起更多的静脉血和脑脊液移位

5.3　适应证

颅内压监测可应用于多种疾病，包括创伤、肿瘤、颅缝早闭、肝衰竭、缺氧损伤、特发性颅内高压等，其中最常见的应用指征是创伤性脑损伤（traumatic brain injury，TBI）。

5.3.1 颅脑创伤基金会诊疗指南（第 4 版）的建议 [2]

Ⅰ级或ⅡA级

没有足够的证据支持对颅内压监测给予Ⅰ级或ⅡA级推荐。

ⅡB级

指南推荐，根据颅内压监测结果治疗严重的 TBI 患者，以降低院内和受伤后 2 周的死亡率。

5.3.2 此前（第 3 版）已有推荐，但尚缺乏符合当前标准的证据支持

- 所有有望挽救生命的 TBI［心肺复苏后格拉斯格昏迷评分（GCS）为 3~9 分］，并有异常 CT 结果的患者均应监测颅内压。头颅 CT 异常指发现血肿、挫伤、肿胀、脑疝或基底池受压。

- CT 正常的重度 TBI 患者如果入院时有 2 个或更多下述特征者应行颅内压监测：年龄超过 40 岁，单侧或双侧特定运动姿势，或者收缩压小于 90mmHg。

5.4 禁忌证

置入 ICP 监测器的相对禁忌证：

- 凝血障碍。
- 血小板减少症。
- 近期抗血小板治疗。
- 尿毒症血小板功能障碍。
- 近期溶栓治疗。
- 占位性病变阻挡了导管的走行路径。
- 头皮感染。
- 脑积水（首选放置脑室导管）。

5.5 器　械

可以使用预先包装的开颅套件，内有置入颅内压监测器所需的大部分设备（图 5.3）。有时，开颅套件和颅内压监测器光纤导管（或钻头）分装在不同的盒子中。置入颅内压监测器的必要设备清单如下：

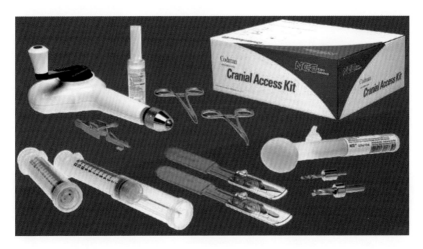

图 5.3　*颅骨钻孔套件（图片来源：Integra lifesciences)*

- 光纤导管和螺栓（图 5.4）。
  - 监测器。
- 手摇钻及与颅内压监测器适配的钻头。
  - 调整手钻护套的内六角扳手。
- 配 15 号刀片的手术刀。
  - 18 号腰椎穿刺针。
  - 闭塞式探头。
  - 校准光纤导管的螺丝刀。
- 利多卡因 - 肾上腺素混合液。

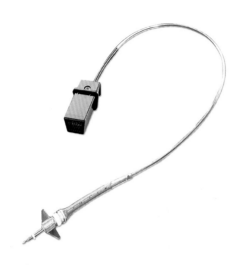

图 5.4　Camino 光纤导管、螺栓和校准模块（图片来源：Natus）

- 无菌帽子、口罩、罩衣、手套(×2)、穿孔无菌盖巾、卡盘。
- 剃须刀、剃须刀头、酒精或碘伏、记号笔、尺子和纱布。
- 2-0 丝线、缝针（×2）。
- 无菌冲洗液（×2）。
  - 黏性敷料（×3）。
  - 油性敷料。

5.6　操作技术

5.6.1　术前准备

- 回顾患者的 CT 影像，排除任何结构性禁忌证，评估并规划穿刺轨迹。
- 回顾相关实验室检查结果。

5.6.2 药物应用

• 如果患者未行气管插管，应通过面罩吸氧。

• 使用覆盖革兰氏阳性菌的抗生素预防皮肤菌群感染，最常用的是头孢唑啉。如果使用头孢菌素，应在手术前 5min 静脉注射。不建议给予超过该单次围手术剂量的额外预防性抗生素。

• 术中及术后即刻应用降压药维持收缩压小于 140mmHg。最常用的药物是钙离子通道阻滞剂——尼卡地平，其作用迅速，易于调节。禁止使用硝普钠，因其会引起颅内压增高。

• 通常用丙泊酚、咪达唑仑和芬太尼镇静，这些药物都有额外的降压作用。

• 可单用利多卡因或联合肾上腺素进行局部麻醉。

5.6.3 患者体位和器械摆放

• 患者仰卧，将床头抬高 20°，头部应略微超出床头。如果床上有床头板，应将其移除。根据患者的舒适感受调整床的高度。

• 剃除操作部位周围的毛发。

• 用酒精擦拭剃发区域。

• 擦干头皮，清晰标记中线。

• 在瞳中线上，标记位于发际线后 3cm 处的钻孔部位。

5.6.4 操作步骤

• 用氯己定或倍他定溶液消毒皮肤。

• 皮肤消毒完毕后，术者可使用各种设备创建无菌区域。

• 在标记部位注射含肾上腺素的局部麻醉剂。

• 在皮肤标记部位做一个小切口。

• 进行骨膜下分离。

• 根据冠状位 CT 测量的头皮和颅骨的组合厚度设置手钻护罩，通常约为 2cm。

- 垂直于颅骨钻孔，操作时应谨慎！因为这种钻头很容易穿透颅骨，扎进大脑。

- 一旦感觉颅骨被穿透，可用闭塞式探针感知硬脑膜以确认。

- 用注射器冲水清除骨屑。

- 松开螺栓顶部的隔帽，推进闭塞式探针，使其突出螺栓尖端 1cm。重新拧紧隔帽，将闭塞式探针保持在此位置。闭塞式探针将有助于引导螺栓进入骨孔。

- 将螺栓拧紧到位。

- 当螺栓的螺纹与骨接合，松开隔帽并移除闭塞式探针。

- 继续拧入螺栓，直到拧紧。

- 将长针从套件插入螺栓，在硬膜上切开一个小口。

- 重新将闭塞式探针完全插入螺栓中，穿过硬脑膜开口并进入大脑，在脑实质内形成一个通道。

- 在准备插入颅内压监测器时，将闭塞式探头保持原位。

- 大多数设备的校准是在大气压力下将颅内压监测器设置为 0。Camino 颅内压监测器（Natus，Pleasanton，CA，USA）的校准方法是旋转校准模块上的螺钉（由助手举起）直到监测器上的数值为 0。

- 移除闭塞式探针。

- 插入 Camino 光纤监测器（Natus，Pleasanton，CA，USA）：
  - 缩回塑料套管内的光纤导线。
  - 将塑料套筒与隔帽紧密连接（隔帽应处于松弛状态）。
  - 将导管推进脑实质内 2~4cm（红点应位于塑料套的透明部分内）。
  - 拧紧隔帽以固定监测器。

- 连接床旁颅内监测器，记录压力。

- 用油性敷料包裹。
- 用黏性敷料将导管固定在护套上。

5.6.5 术后处理

复查头颅 CT，评估颅内压监测器的放置位置是否恰当，并排除新发出血。

5.7 并发症

5.7.1 感　染

感染是放置颅内压监测器非常罕见的并发症。在对 229 例放置颅内压监测器患者的回顾性分析中，Guyot 等报道无感染发生[3]。

5.7.2 出　血

Gelabert-González 等发表了迄今为止最大的一项研究，对 1 000 例放置颅内压监测器的患者进行了回顾性分析。有趣的是，在他们的研究中，在至少有 1 项凝血指标异常的 87 例患者中，7 例发生了导管相关性出血（8%），而在 903 例凝血指标正常的患者中，有 18 例发生了出血（2%）[4]。这表明了手术前回顾相关实验室检验结果的重要性。

5.7.3 运动皮质损伤

当光纤导管放置不当，位置偏后时，可能造成运动皮质损伤。通过确保钻孔位置在冠状缝前方至少 3cm，可以避免这一并发症。

5.7.4 上矢状窦损伤

颅内压监测器放置位置偏内侧可能导致上矢状窦损伤。通过仔细标记中线，选择中线外侧至少 2.5cm 的位置进行钻孔，并牢固地固定手钻，避免在开始钻孔时钻尖发生移动，可以避免这种潜在的致命并发症。

5.8 专家建议与疑难解答

5.8.1 头皮出血

置入颅内压监测器过程中可能面临大量头皮出血的挑战，因为大多数置入颅内压监测器的操作是在手术室外进行的，缺乏电凝止血设备。通过在头皮上刺一个小口的方法，可以将切断头皮动脉的风险降到最小。注射含肾上腺素的局麻药也具有收缩血管的作用，如果在切开前几分钟注射，对减少出血尤其有帮助。当手动压迫不能阻止头皮动脉出血时，可以在切口附近（在血液供应来源的侧面）缝扎出血血管进行止血。

5.8.2 开颅部位

通常情况下，一般将颅内压监测器放置在右侧。但是当任何一侧有小的占位性病变时（如血肿或挫伤），如果颅内压持续升高，可能要行去骨瓣减压，因此，面对这种情况，明智的做法是将颅内压监测器放置在对侧。如果预见到药物治疗无效，未来可能需要行脑脊液转流来治疗脑室扩大造成的颅内压增高，将颅内压监测器放置在 Kocher 点可能更合适，以便将来在需要时，可以将光纤导管直接更换为脑室外引流管，避免了重新规划和标记切口。

5.8.3 颅内压测量异常

置入颅内压监测器之后，出现测量值假性升高很常见，通常可自行校正，并且可以观察到颅内压读数在几分钟内降至精确的测量值。

当导线插入太深时，就会产生严重的测量问题，因为导线上的张力会导致颅内压测量值假性升高，可以使用闭塞式探头在脑实质内形成管道减少这种风险。此外，也可以在监测器导线插入目标深度后立即向后拉出 2mm，以避免引线出现"弹簧效应"（造成插入过深）。

此后如果发现颅内压出现意料之外的变化，可能指示导线位移，因此，关注导线在塑料套管内的确切位置（即红点所在位置）非常有用。对于任何突然发生的、与临床情况不一致的颅内压变化，都应首先对装置进行彻底检查，包括移除敷料并确认螺栓在颅骨中的固定适当，而且塑料套筒和监测器导线均固定在位并与螺栓的相对位置无误。

（徐涛 译，汤文龙 审）

参考文献

[1] Mokri B. The Monro-Kellie hypothesis: applications in CSF volume depletion.Neurology,2001,56(12):1746−1748.

[2] Carney N, Totten AM, O'Reilly C, et al. Guidelines for the management of severe traumatic brain injury, fourth edition. Neurosurgery,2017,80(1):6−15.

[3] Guyot LL, Dowling C, Diaz FG, et al. Cerebral monitoring devices: analysis of complications.Acta Neurochir Suppl (Wien), 1998, 71:47−49.

[4] Gelabert-González M, Ginesta-Galan V, Sernamito-García R, et al.The Camino intracranial pressure device in clinical practice: assessment in a 1000 cases.Acta Neurochir (Wien), 2006, 148(4):435−441.

6 脑氧分压监测：操作步骤与临床应用

Nitesh V. Patel, Matthew S. Parr, John Kauffmann

摘要

脑氧分压（PbtO₂）监测是直接测量脑实质氧分压的临床操作技术。本章详细阐述了脑氧分压监测的生理学原理，总结现有评价其有效性的临床证据，并对其放置方法、故障排除方法和临床评价展开讨论。

关键词： 脑组织氧分压；颅内监测；颅脑创伤

6.1 引　言

当患者发生神经系统损害后，即便颅内压（ICP）和脑灌注压（cerebral perfusion pressure，CPP）均处于正常范围，继发性脑损伤仍然可能出现[1]。脑氧分压（PbtO₂）监测的目的是直接评价受损脑组织的代谢状态以决定是否采取措施提高脑血流量和改善氧合。广泛脑损伤时，平均动脉压（mean arterial pressure，MAP）、颅内压和由此测算出来的脑灌注压具有非常重要的临床指导意义，然而，提升MAP以保证合适的脑灌注压的措施存在全身性风险。鉴于保证合适脑灌注压的最终目的是提供足够的血流量以适应脑组织的代谢需求，直接测定脑组织氧分压程度理论上比简单测定颅内压和扩充脑灌注压更具有指导意义。

6.2 解剖结构和生理功能

放置监测探头需要打开颅骨和硬脑膜。理想的探头位置应该具有容易到达和相对功能不重要的特点，而位于冠状缝前方的额叶便是这样的理想部位。外部穿刺点大致位于瞳孔中线上的发际线后方 2~3cm 处，如果患者发际线不明显可通过触摸冠状缝定位，一般在前方距离冠状缝 3cm 便为安全区域。

静息状态下，脑组织占整个人体代谢需求的 25%。许多观察性研究均证实 $PbtO_2$ 降低会增加颅脑创伤患者的死亡风险和预后不良率，$PbtO_2$ 低于 20mmHg 为危险因素[2-7]。尽管低 $PbtO_2$ 与不良结局的关系已经相当明确，但是以 $PbtO_2$ 为导向的治疗策略能否改变颅脑创伤患者的疾病进程尚不清楚。已有许多队列研究比较同时监测颅内压和 $PbtO_2$ 与单独监测颅内压两种治疗方案，但研究结果并不一致：有几项研究提示联合监测 $PbtO_2$ 可以改善预后[8, 9]，一项研究却表明单独监测颅内压的预后更佳[10]，其他研究则认为这两种方案对预后的影响没有差异[11, 12]。

6.3 器 械

目前已有多种商用 $PbtO_2$ 监测仪可供选择，包括 Licox（Integra, Plainsboro, NJ, USA），Neurovent（Raumedic AG, Münch-berg, Germany），以及 Oxylab（Oxford Optronix Ltd, Oxford, UK）。使用这些监测仪时，可以借助弓形钻使探头植入脑白质。Licox 的探头含有一个 Clark 极谱电极（polarographic electrode），后者由一个银电极（阳极）和一个铂电极（阴极）组成，两个电极被一层膜包裹覆盖。氧气进入探头通过阴极时出现衰减，此时阳极 - 阴极间的电子流将会产生水分子，形成 Galvanic 电流（直流），并被换算为氧分压，该反应发生的速率与氧气含量成比例，氧气含量越多则衰减越明显，能产生反应的电子也就越多。而 Neurovent 和 Oxylab 的探头含有能够发射光线的金属钌，氧气能够抑制钌的发光，即氧的光猝灭（luminescence quenching），此时通过一个光电探测器检测钌发出的光量便可计算出 $PbtO_2$[13]（图 6.1）。两种方法均具有相当高的可靠性和准确性，光电模式的反应时间和准确度稍微好一些，但这种优势的临床意义不大。任何植入颅内的监测仪都存在校准随着使用时间延长出现意外改变的所谓漂移现象，$PbtO_2$ 监测仪也不例外。上述几种监测仪均包括以下三个基础部件：①光纤或导线 / 电线；②固定于颅骨的锚定螺栓（anchoring bolt）；③导线 / 电线连接的外置监护仪。

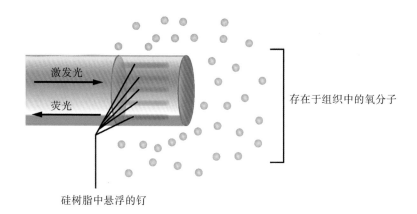

激发光

荧光

存在于组织中的氧分子

硅树脂中悬浮的钉

图 6.1　光电模式的 $PbtO_2$ 监测仪。组织中的氧分子与钌在导线中接触。一束光被光源投射进系统并与氧气接触，氧气调节钌的发光并使投射光的波长发生变化，随后系统检测到这些种变化并将其换算成 $PbtO_2$ 的数值

6.4　适应证

理论上，$PbtO_2$ 监测仪是管理可疑脑灌注不足患者的一大利

器，但是目前并没有高质量证据支持以 $PbtO_2$ 为导向的治疗策略能够改善患者的最终结局，$PbtO_2$ 监测仪目前主要用于颅脑创伤患者的临床救治。颅内探头的最佳放置部位目前亦不明确，为了评价脑组织的总体氧合情况，可将探头植入损伤对侧的额叶白质，此外，损伤最严重脑组织周围的"分水岭"区也是一个合理的放置部位，但是目前并没有证据显示两个部位孰优孰劣。

临床上认为对于同时存在颅脑损伤和肺损伤的患者，$PbtO_2$ 监测具有更多的优势，例如，它能够为如何平衡神经和肺部保护措施提供决策支持。

$PbtO_2$ 监测的另外一项潜在应用是发现蛛网膜下腔出血患者是否存在血管痉挛。尽管理论上可行，但是一项前瞻性观察研究表明这项技术因为不能快速发现缺血事件，所以不足以改善患者的预后 [14]。

6.5 禁忌证

$PbtO_2$ 监测为有创性诊疗方法，当并发症发生风险太高，与能够获取即时氧合数据的益处无法权衡时，便不适合进行监测，这些情形包括出血风险高和探头植入部位存在感染，此外，有些厂家的产品与核磁（如 MRI）不兼容。

6.6 术前准备

6.6.1 术前核查和器械准备

- 护士和助手（当配备时）。
- 半清洁的房间。
- 铺无菌巾。
- 穿戴个人防护设备，包括无菌手术衣、手套、口罩和帽子。

• 单独包装的消毒纱布、无菌生理盐水和换药包。

• 回顾患者的影像学和抽血检查结果。

• 钻颅工具和 $PbtO_2$ 监测套件（两者经常打包在一起）。

• 确认团队所有成员完全知晓关键的操作步骤以及备用器械的放置位置。

6.6.2 镇　静

需要进行颅内压和（或）氧分压监测的患者大多数早已行气管插管，但对于仍然存在自我气道保护功能的患者，可能需要静脉给予镇静剂，如丙泊酚、芬太尼、氯胺酮和咪达唑仑，也可结合病情多种药物联用。给药时应关注患者的血压和神志状态，以及临床检查是否有已知的心脏疾病等情况，最好有麻醉团队随时提供临床指导。

6.7　操作技术

6.7.1　患者体位

放置 $PbtO_2$ 监测仪的患者体位与放置颅内压监测仪或行脑室外引流术的体位相同。患者取仰卧位，床头抬高 30°，头下垫可吸收头垫使头部不能随意转动。整理移除穿刺侧头部附近的静脉管路、电线和其他设备等障碍物以免影响操作，将床调整至术者能够舒适操作的高度，应保持床旁空旷以确保器械台自由移动并随手可及。

6.7.2　切口设计

存在双侧或弥漫性脑肿胀的患者首选穿刺非优势侧半球，这样即使出现穿刺伤也可以将其影响降至最低。穿刺切口位于瞳孔中线上发际线后方 2~3cm 处（图 6.2）。

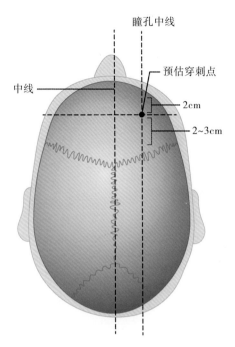

图 6.2　穿刺切口。穿刺点一般位于瞳孔中线上发际线后方 2cm 或冠状缝前方 2 ～ 3cm 处，设计切口前应先标记中线

6.7.3　术区准备和铺巾

　　首先进行术区备皮，剔除穿刺部位周围的毛发，注意剔除应彻底且范围足够，否则敷料难以与皮肤紧密黏附。用酒精清洁术区后再次做好标识，随后使用标准碘伏消毒包或粘贴式氯己定消毒包消毒术区。带监测仪设备的钻颅包一般都含有一块标准的无菌巾和其他无菌材料，用于铺设无菌区。此外，术区也可以用无菌毛巾、贴膜或其他普通巾单覆盖。

6.7.4　切开头皮和钻孔

　　先用含有肾上腺素的利多卡因浸润性麻醉切口部位，再用

15 号刀片切开头皮，将弓形钻垂直于颅骨表面钻孔，直至穿透内板，冲洗术区的骨屑，用手将锚定螺栓拧进骨孔，直至无法旋动（图 6.3）。

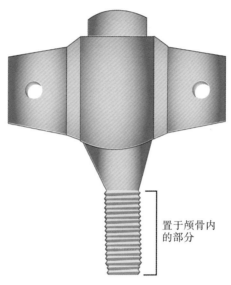

置于颅骨内的部分

图 6.3　监测仪的锚定螺栓。锚定螺栓的顶部有开口以容纳探头通过，将两翼的螺丝拧紧后便可借助螺栓将监测仪固定在颅骨上。与 $PbtO_2$ 监测仪配套的锚定螺栓通常具有多个管腔以便能同时测定多个参数

6.7.5　硬膜穿刺

在硬膜穿刺前应先评估患者的血压，必要时适当降低血压以降低颅内出血的风险。随后使用腰椎穿刺针沿锚定螺栓内的通道刺穿硬膜。

6.7.6　放置和固定颅内探头

有些监测仪在植入前需要先对数值进行校准归 0，方法是先将设备与工作台连接，然后按照产品说明书进行校准。有些监测仪需要先用闭孔针穿刺脑组织建立通道，然后将探头通过锚

定螺栓的管腔植入并固定。不同产品的植入深度标识并不相同，一般将探头植入脑实质 2~4cm 即可。锚定螺栓内有多个独立通道，可以容纳不同的探头，用于监测 $PbtO_2$ 的仪器可以接收不止一个探头的信息，例如，Licox 系统配有一个颅内压探头和一个 $PbtO_2$/温度探头（图 6.4）。

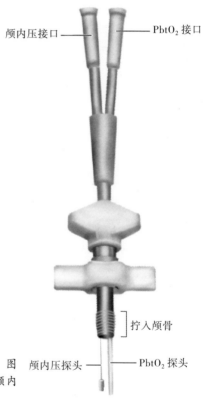

颅内压接口

$PbtO_2$ 接口

拧入颅骨

颅内压探头

$PbtO_2$ 探头

图 6.4 Licox 监测仪的探头通道，图中显示了它的两个主要成分：一个颅内压探头和一个 $PbtO_2$/温度探头

6.7.7 与监测系统连接

　　探头植入完成后就可以将其连接至工作台并记录初始测量值。为了获取准确的数值，必须等待 1h，让氧气充分弥散进导管。

如果操作者认为实际测量值与预期不一致，则需要对系统进行排查以明确有无故障。

6.7.8 缝合和伤口处理

在头皮穿刺点附近"U"形缝合 1 针以预防脑脊液漏，对伤口覆盖碘伏纱布和（或）自粘敷料，结束操作。

6.7.9 术后影像学复查

术后常规复查颅脑平扫 CT，观察探头位置是否合适并排除颅内出血。

6.8 并发症

目前关于 $PbtO_2$ 监测安全性的研究数据依然很少，但是文献中报道的并发症发生率相当低。一项回顾 Licox 系统安全性的研究纳入了 292 例患者，只有 2 例出现医源性血肿（均不需要手术干预），没有患者发生感染 [15]。鉴于 $PbtO_2$ 监测设备与脑实质型颅内压监测设备及植入技术具有高度相似性，对后者广泛报道的并发症数据或许可以为我们提供一些参考。下面将讨论 $PbtO_2$ 监测的特殊并发症及其预防方法，包括出血、穿刺部位脑脊液漏、钻孔所致颅骨骨折和感染。

6.8.1 出 血

文献中的病例分析报道与 $PbtO_2$ 监测相关的出血率为 0~2.0%，但是这些研究的样本量都很小。一项纳入了 1 000 例脑实质型颅内压探头植入患者的研究报道的出血率为 2%，至少存在 1 项凝血指标异常患者的出血率则高达 8%，说明这是一个高危因素 [16]。正确的穿刺技术、恰当的解剖学标志、利用 CT 扫描数据规划穿刺路径以避开主要的血管和静脉窦等措施可以降低出血的发生率。

6.8.2　脑脊液漏

头皮穿刺处可能会出现脑脊液漏，可以采用荷包缝合使头皮和锚定螺栓紧密贴合，预防该并发症。

6.8.3　颅骨骨折

颅骨骨折并不常见。既往有外伤史的患者可能因存在颅骨不稳，钻孔时并发颅骨骨折。术前操作者应仔细评估患者的头颅骨窗，确认拟穿刺部位附近没有骨折。钻孔时如果并发骨折，就应警惕可能继发仪器移位和（或）硬膜外血肿。

6.8.4　感　染

目前虽然没有相关感染病例的报道，但不能因此确定使用 $PbtO_2$ 监测仪不会引发感染，其感染率及危险因素与脑实质型颅内压监测仪的植入操作相似。根据文献报道，使用脑实质型颅内压监测仪的感染率为 0~0.8%，危险因素包括年龄较大、有合并症和全身感染 [17]。严格无菌操作、术前合理使用单剂量抗生素以及尽早结束监测可以降低感染的风险。

6.9　专家建议与疑难解答

6.9.1　镇静相关问题

镇静会引起患者自主活动问题和血流动力学不稳定。对已行气管插管的患者进行深度镇静有助于仪器植入操作。但是对于未插管的患者，操作过程中一旦患者乱动，必须确保现场有助手帮忙，一位助手约束患者活动，另外一位助手对患者实施药物镇静，在患者安静下来之前操作者不可以继续任何操作。

6.9.2 体位相关问题及要点

患者的头部位置和操作者的灵活性非常关键。应将床头调整至能让术者舒适操作及器械台随手可及的高度。可以在患者前额粘贴一条延伸至无菌区以外的小胶带以便更好地固定患者头部，也可以将卷曲的毛巾垫在患者头部两侧以限制其活动。

6.9.3 头皮出血及预防

严重的头皮动脉出血会导致术野模糊，使操作难以顺利进行，此时可以缝合一针止血。在局麻药中加入具有血管收缩作用的药物，如肾上腺素，在切皮前 5~10min 对切口进行浸润性麻醉（最佳时机是铺巾前），也可有效减少局部血流量。

6.9.4 钻孔偏斜及要点

应始终牢记，在任何操作步骤中都应保持钻孔始终与头皮垂直，任何轻微的偏斜都会增加钻孔和植入探头的难度。

6.9.5 硬膜穿刺要点

建议使用腰椎穿刺针穿刺硬膜，应谨慎操作，以避免穿刺针误伤深部脑组织。而且，穿刺过程应足够缓慢，尽量一次性穿透硬膜，如果多次尝试，会导致出血率显著增加。

6.9.6 探头脱出及预防

可以使用贴膜固定探头，尤其是易于脱出的部位，更应小心加固。此外，还可以用胶带将导线固定在患者身体上（一般为肩部），如果患者出现躁动，这个小技巧可以有效防止导线脱连。

6.10 结 论

脑氧分压（$PbtO_2$）监测是管理神经重症患者的重要方法，

和单独监测颅内压、脑灌注压相比，它能直接评价局部组织的代谢情况。脑实质型 $PbtO_2$ 探头的植入技术与脑实质型颅内压探头类似，且安全性相当。植入监测设备的并发症非常罕见，如果操作正确，一般很少出现并发症。

（苏燕东　译，汤文龙　审）

参考文献

[1] Bergsneider M, Hovda DA, Shalmon E, et al. Cerebral hyperglycolysis following severe traumatic brain injury in humans: a positron emission tomography study. J Neurosurg, 1997, 86(2): 241–251.

[2] Eriksson EA, Barletta JF, Figueroa BE, et al. The first 72 hours of brain tissue oxygenation predicts patient survival with traumatic brain injury. J Trauma Acute Care Surg, 2012, 72(5):1345–1349.

[3] Chang JJ, Youn TS, Benson D, et al. Physiologic and functional outcome correlates of brain tissue hypoxia in traumatic brain injury. Crit Care Med, 2009, 37(1):283–290.

[4] Stiefel MF, Udoetuk JD, Spiotta AM, et al. Conventional neurocritical care and cerebral oxygenation after traumatic brain injury. J Neurosurg, 2006, 105(4):568–575.

[5] Bardt TF, Unterberg AW, Härtl R,et al. Monitoring of brain tissue PO_2 in traumatic brain injury: effect of cerebral hypoxia on outcome. Acta Neurochir Suppl (Wien), 1998,71:153–156.

[6] Valadka AB, Gopinath SP, Contant CF, et al. Relationship of brain tissue PO_2 to outcome after severe head injury. Crit Care Med, 1998,26(9):1576–1581.

[7] van den Brink WA, van Santbrink H, Steyerberg EW, et al. Brain oxygen tension in severe head injury. Neurosurgery, 2000, 46(4):868–876, discussion 876–878. PMID: 10764260

[8] Narotam PK, Morrison JF, Nathoo N. Brain tissue oxygen monitoring in traumatic brain injury and major trauma: outcome analysis of a brain tissue oxygen-directed therapy. J Neurosurg, 2009, 111(4):672–682.

[9] Spiotta AM, Stiefel MF, Gracias VH, et al. Brain tissue oxygen-directed

management and outcome in patients with severe traumatic brain injury. J Neurosurg, 2010, 113(3):571–580.

[10] Martini RP, Deem S, Yanez ND, et al. Management guided by brain tissue oxygen monitoring and outcome following severe traumatic brain injury. J Neurosurg, 2009, 111(4):644–649.

[11] Green JA, Pellegrini DC, Vanderkolk WE, et al. Goal directed brain tissue oxygen monitoring versus conventional management in traumatic brain injury: an analysis of in hospital recovery. Neurocrit Care, 2013, 18(1):20–25.

[12] McCarthy MC, Moncrief H, Sands JM, et al. Neurologic outcomes with cerebral oxygen monitoring in traumatic brain injury. Surgery, 2009, 146(4):585–590, discussion 590–591.

[13] Huschak G, Hoell T, Hohaus C, et al. Clinical evaluation of a new multiparameter neuromonitoring device: measurement of brain tissue oxygen, brain temperature, and intracranial pressure. J Neurosurg Anesthesiol, 2009, 21(2):155–160.

[14] Kett-White R, Hutchinson PJ, Al-Rawi PG, et al. Adverse cerebral events detected after subarachnoid hemorrhage using brain oxygen and microdialysis probes. Neurosurgery, 2002,50(6):1213–1221, discussion 1221–1222.

[15] Maloney-Wilensky E, Gracias V, Itkin A, et al. Brain tissue oxygen and outcome after severe traumatic brain injury: a systematic review. Crit Care Med, 2009,37(6):2057–2063.

[16] Gelabert-González M, Ginesta-Galan V, Sernamito-García R, et al. The Camino intracranial pressure device in clinical practice: assessment in a 1000 cases. Acta Neurochir (Wien), 2006, 148(4):435–441.

[17] Tavakoli S, Peitz G, Ares W, et al. Complications of invasive intracranial pressure monitoring devices in neurocritical care. Neurosurg Focus, 2017, 43(5):E6.

7 颈静脉球血氧饱和度监测

Amanda Carpenter, Brent Lewis

摘要

早期识别氧合功能失调可预防继发性脑损伤。颈静脉血氧监测提供了大脑对氧气使用的间接概念——用于确定大脑氧气输送和消耗的总体平衡。为了获得这些监测结果，将中心静脉导管插入颈静脉球并记录连续的颈静脉球血氧饱和度（SjO₂）。使用 Seldinger 技术插入监视器，到达颈静脉球。导管的理想放置是第 1 颈椎（C1）的下边界，术后可使用 X 线确认放置位置。

关键词： 颅脑损伤；颈静脉球；蛛网膜下腔出血；神经重症监护；SjO₂ 测定

7.1 引 言

减轻神经损伤后继发性脑损伤是神经重症监护的主要目标之一。脑组织氧合失调是此类继发性脑损伤的重要原因。

脑血氧饱和度的监测项目很多，包括直接脑组织氧（PbtO₂）监测（见第 6 章），细胞外谷氨酸和其他分子的微透析监测，区域脑组织氧饱和度的近红外光谱（near-infrared spectroscopy，NIRS）测量，以及颈静脉球血氧饱和度（jugular bulb oxygen saturation，SjO₂）监测，目的是直接或间接评估大脑的氧合状态。

本章我们将讨论颈静脉球血氧饱和度监视器的插入技术，在上述监测项目中，仅在监测 SjO₂ 时才推荐采用该技术[1]。

颈静脉球血氧饱和度监测可间接评估大脑对氧气的使用情况，用于确定大脑氧气输送和消耗的总体平衡。

颈静脉球血氧饱和度监测分为间歇性和连续性监测。间歇性 SjO_2 监测需要逆行插入颈静脉导管，随后进行定期抽吸，并对颈动脉血样进行实验室分析。本章我们主要描述连续性 SjO_2 监测技术，是将一根光纤导管插入颈静脉，通过位于颈静脉内的 SjO_2 监测器来实现连续监测。采用连续性 SjO_2 监测时，抽血和实验室分析仅用于仪器校准。

颈静脉球血氧饱和度监测技术是重症监护操作中相对无创、性价比高、安全性可靠的工具。

7.2 解剖结构和生理功能

来自大脑的血液主要通过乙状窦和岩下窦汇入颈内静脉，如图 7.1 所示。颈静脉球是这些静脉窦和颈内静脉之间的连接，从同侧半球排出约 70% 的血液，从对侧半球排出约 30% 的血液。进行 SjO_2 监测时，通常将光纤导管的尖端置入颈静脉球中，一般选择优势侧颈内静脉进行手术。可以通过在 CT 上测量颈静脉孔来确定优势侧颈内静脉；或者利用颅内压（ICP）监视器，通过交替压迫两侧的颈内静脉并观察 ICP 的增高程度来进行功能性确定。选择右侧颈内静脉的概率为 80%。

大脑的动静脉血氧含量差异（$AVDO_2$）的计算公式如下：

$$AVDO_2 = Hgb \times 1.34 \left(SaO_2 - SjO_2 \right) + 0.003 \left(PaO_2 - PjO_2 \right)^{[2]}$$

脑氧提取（CO_2E）是 $AVDO_2$ 的简化表示，其计算公式如下：

$$CO_2E = SaO_2 - SjO_2$$

动脉血氧饱和度（SaO_2）用连续脉搏血氧饱和度法测量，颈静脉球血氧饱和度（SjO_2）是用光纤颈静脉球导管连续测量。

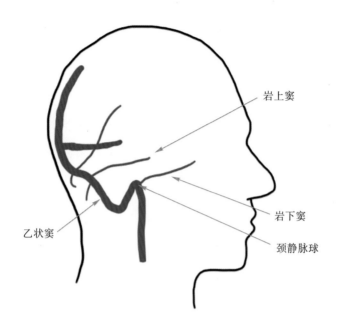

图 7.1 下颅底静脉解剖示意图

任何增加脑部氧气消耗或减少氧气输送的因素都可能导致 SjO_2 降低。目前的指南将 $SjO_2 < 50\%$ 定义为病理性和有害的[1]。$SjO_2 > 75\%$ 也与头颅受伤后的不良预后相关[3]。健康人的大脑组织可提取 25%~50% 的动脉氧合血红蛋白，因此正常 SjO_2 水平为 50%~75%。

一项前瞻性研究显示，将 CO_2E 维持在 24%~42% 可以减少死亡率。

较高的 CO_2E 提示，相对于代谢需求，脑血流量较低，可能是由于贫血、低血压或低氧血症导致的氧气供应减少，或者由于躁动、发热、癫痫发作或疼痛引起的需求增加所致。这种状态即常说的"大脑缺氧"，可能导致局部缺血。

较低的 CO_2E 提示，由于心排血量过度，或诸如梗死、深度昏迷或体温过低等导致新陈代谢降低，相对于代谢需求，血液流动过多。这种"奢侈灌注"状态会导致高颅内压或出血。

颈静脉球血氧饱和度监测的局限性包括，由于监测器与血管壁接触，可导致导管尖端血栓形成，以及监测器本身是全脑监测器，可能未检测到局部缺血或充血而导致错误值。

7.3 适应证

在颅脑外伤和其他神经外科严重疾病（如蛛网膜下腔出血）患者中，颈静脉球血氧饱和度检测可以提供大脑的氧气供应与需求之间平衡相关的重要信息，并给予基于生理学的治疗指导[1]。也有报道，使用颈静脉球血氧饱和度监测进行心肺旁路手术可以优化脑灌注，并降低旁路术后认知功能障碍的风险[4]。

7.4 禁忌证

• 凝血功能障碍，血小板减少症，近期抗血小板治疗，尿毒症性血小板功能障碍和近期溶栓治疗是相对禁忌证。

• 颈部外伤，颈椎受伤或行气管切开的患者可能难以置管。

• 颈部局部软组织感染或未经治疗的菌血症等均为置管禁忌证。

7.5 器 械

• 4.0Fr 导管，带有光纤的血氧饱和度监测器。

• 5.0Fr 导引导管，托盘，5.0Fr 导管鞘，带标记的导丝，扩张器，通道针，注射器，利多卡因，氯己定消毒剂及消毒手柄，缝合用丝线，锯齿状止血钳，22 号和 25 号针头，手术刀，无菌纱布，无菌洞巾，预充生理盐水注射器，一次性无菌手术衣、手术帽和面罩。

- 术后 X 线检查，用于确认置入位置。

7.6　操作技术

- 确定优势侧的颈内静脉，选择该侧进行手术。
- 患者采用 Trendelenburg 位，头部转向对侧（前提是无颈椎损伤）。
- 如有必要，可使用芬太尼等药物进行麻醉。
- 用无菌溶液（如 2% 葡萄糖氯己定）消毒手术部位。
- 穿隔离衣，戴无菌围脖。
- 使用利多卡因进行局部麻醉。
- 超声引导下在胸锁乳突肌的胸骨端和锁骨端之间找到颈内静脉。
- 用 18 号针朝头侧方向穿刺抽吸。
- 进入血管后，使用 Seldinger 技术使导丝沿头部方向穿过针头。需要特别注意的是，导丝的尖端应呈 J 形，并向前进入穿刺面不超过 6~8cm。
- 取下针头。
- 将扩张器和导引鞘通过扭曲动作一起沿导丝推进到血管中。
- 卸下扩张器。
- 通过导丝插入导管，直到遇到阻力（通常进入 17~18cm 时），后退 0.5~1cm 以避免损伤颈静脉球，并降低导管末端闭塞的风险。
- 导管的理想位置是 C1 的下边界，可以采用侧位 X 线检查确认位置。
- 将导管缝合到位。

7.7 并发症

- 颈动脉穿刺损伤
- 颈静脉血栓形成
- 血肿形成
- 穿刺部位感染

7.8 专家建议与疑难解答

- 校准光纤 SjO_2 监视器时，必须从颈静脉球吸出血液样本进行实验室分析。如果抽吸速率 > 2mL/min，则可能抽出大量颅外血管中的血液，导致颅内、外血液混合，从而人为地导致 SjO_2 值高 [5]。

- 颈静脉球血氧饱和度监测对幕下病变患者价值有限，因为这类患者的颈静脉球中大部分血液来源于幕上脑组织。

（李耀华　译，刘庆国　审）

参考文献

[1] Carney N, Totten AM, O'Reilly C, et al. Guidelines for the Management of Severe Traumatic Brain Injury. 4th. Brain Trauma Foundation，2016.

[2] Le Roux PD, Newell DW, Lam AM, et al. Cerebral arteriovenous oxygen difference: a predictor of cerebral infarction and outcome in patients with severe head injury. J Neurosurg, 1997, 87(1):1–8.

[3] Cormio M, Valadka ΛB, Robertson CS. Elevated jugular venous oxygen saturation after severe head injury. J Neurosurg, 1999,90(1):9–15.

[4] Schell RM, Kern FH, Greeley WJ, et al. Cerebral blood flow and metabolism during cardiopulmonary bypass. Anesth Analg, 1993, 76(4):849–865.

[5] Matta BF, Lam AM. The rate of blood withdrawal affects the accuracy of jugular venous bulb: oxygen saturation measurements. Anesthesiology, 1997, 86(4):806–808.

8 中心静脉置管

Ahmed M. Meleis, John W. Liang

摘要

中心静脉导管或"中心线"是神经重症监护中常用的有效工具。本章讨论了中心静脉置管的相关解剖和生理学，适应证与禁忌证，器械，操作技术，并发症，以及专家建议。

关键词：穿刺；中心静脉导管；静脉注射；颈内静脉；股静脉；锁骨下静脉

8.1 引 言

建立中心静脉通路是进行危重症患者护理的一项必备技能。在美国，每年要进行超过 500 万次中心静脉导管置入术[1]，平均留置时间为 7~10d。中心插入式中心静脉导管（centrally inserted central venous catheter，CICVC），又被称为"中心线"，是将导管置入锁骨下静脉、颈内静脉（internal jugular vein，IJV）或股静脉[2, 3]。Werner Forssmann 博士第一个提出了中心静脉置管的概念，他使用导尿管为自己置管，从肘静脉置入右心房[7]。

8.2 解剖结构和生理功能

中心静脉置管是将导管置于人体的大静脉中，止于胸腔内的静脉。三种最常用的中心静脉穿刺部位是锁骨下静脉、颈内静脉和股静脉。锁骨下静脉和颈内静脉的中心静脉导管尖端位于上腔静脉；股静脉的导管尖端位于下腔静脉。

8.2.1 锁骨下静脉的解剖

锁骨下静脉由第 1 肋骨外缘的腋静脉延续而成。走行于锁骨下方，与颈内静脉汇合形成无名静脉或头臂静脉。锁骨下静脉管腔直径为 1~2cm，因人而异。锁骨下静脉与锁骨下动脉伴行，由前斜角肌处与锁骨下动脉分开运行。因此，锁骨下静脉位于前斜角肌前方，锁骨下动脉位于前斜角肌后方和中斜角肌前方[11]。锁骨下静脉及其周围组织的解剖结构详见图 8.1。

8.2.2 颈内静脉的解剖

颈内静脉由岩下窦和乙状窦汇合而成，在颈动脉鞘内与颈内动脉伴行。迷走神经（X）位于颈内静脉和颈内动脉之间。接收面部、颈部血液后，颈内静脉下行至胸部，通常位于头部和胸锁乳突肌之间，后与锁骨下静脉汇合形成头臂静脉[11]。颈内静脉及其周围组织的解剖结构详见图 8.2。

8.2.3 股静脉的解剖

股静脉是下肢的主要深静脉，与股浅动脉和股总动脉并行。股静脉在肌腱裂孔处续于腘静脉，上行至腹股沟韧带后方，移行于髂外静脉。行经收肌管远端，股静脉沿股浅动脉后方走行。行经收肌管近端，至股三角尖时位于股动脉后方。行至大腿上部，股静脉位于股总动脉和股管之间，包裹在股鞘内[12]。股静脉及其周围组织的解剖结构详见图 8.3。

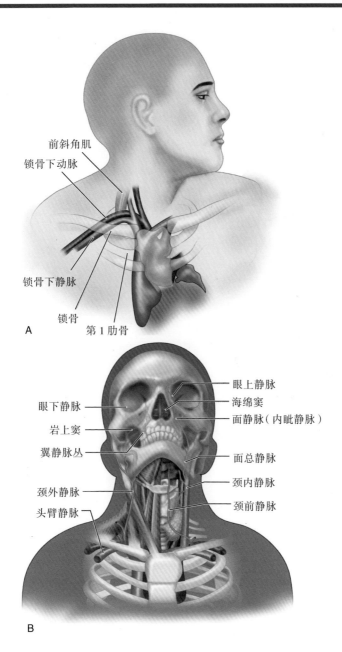

图 8.1　A、B. 锁骨下静脉及其周围结构解剖

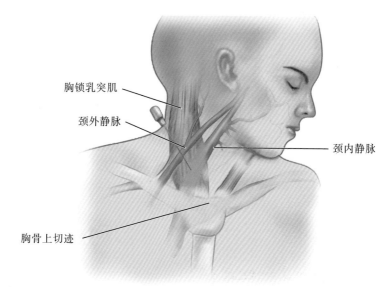

胸锁乳突肌

颈外静脉

颈内静脉

胸骨上切迹

A

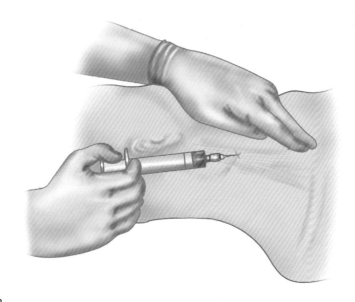

B

图 8.2　A、B. 颈内静脉及其周围结构解剖

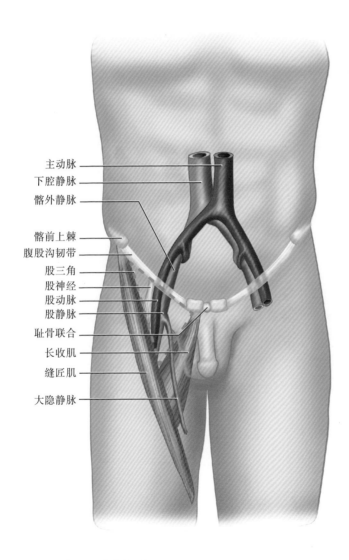

主动脉
下腔静脉
髂外静脉

髂前上棘
腹股沟韧带
股三角
股神经
股动脉
股静脉
耻骨联合
长收肌
缝匠肌
大隐静脉

图 8.3　股静脉及其周围结构解剖

8.3　适应证

中心静脉置管的常见适应证包括：

- 外周静脉穿刺困难。
- 快速液体复苏（需导管鞘或其他大孔径导管）。
- 特殊药物输注，如：升压药或高渗盐水。
- 全胃肠外营养治疗。
- 有创血流动力学监测。
- 肺动脉导管放置。
- 经静脉起搏。
- 肾脏替代疗法 [8]。
- 血管内冷却。

8.4　禁忌证

中心静脉置管的禁忌证包括：

- 凝血障碍、血小板功能障碍和血小板减少症。
- 导管穿刺点局部感染（如蜂窝织炎）。
- 静脉血栓形成或静脉狭窄。
- 导管穿刺点创伤或烧伤。

锁骨下静脉置管的禁忌证。

- 导管置入端对侧血胸或气胸。
- 肺功能弱。

8.5　器　械

8.5.1　器械准备

首先，每个重症监护室（ICU）都应配备一个中心静脉置管套件包，以便随时取用。不同导管型号所配备的组件不同。以下设备用于非隧道式三腔中心静脉导管置入：

- 无菌手术衣。
- 无菌手套。
- 超声波探头盖，凝胶。
- 1％利多卡因，2 个注射器，2 个针头（22 号和 25 号）。
- 5mL 注射器，18 号导引针。
- 导丝。
- 7Fr 三腔留置导管，长 20cm。
- 组织扩张器。
- 无菌冲洗装置。
- 端口管帽。
- 导管夹和固定装置。
- 抗菌薄膜。
- 剪刀。
- 探针。
- 敷料。
- 无菌纱布。
- 3.0 缝线。

8.5.2 导管类型

中心静脉导管有隧道式和非隧道式两种。当留置时间预计超过 3~4 周时，采用隧道式导管。因为导管从皮肤穿刺点进入静脉的部分在皮下潜行，所以隧道式导管具有较低的感染性并发症发生率[9]。虽然隧道式导管是稳定的长期静脉通路，但也可能发生并发症如血栓、栓塞和感染[10]。非隧道式导管通常比隧道式导管更容易放置，主要用于急诊科、手术室和重症监护室的短期留置[9]。非隧道式导管的感染性并发症发生率更高，且留置时间一般为 5~7d[11]。中心静脉导管有许多不同的型号，包括单腔、双腔和三腔导管，以及插鞘管。需多个静脉通路的ICU 患者首选三腔管进行药物管理，快速液体复苏、经静脉起搏或肺动脉置管首选导管鞘。有至少两个大直径端口的专用导管用于肾脏替代疗法。

8.6　操作技术

超声引导下非隧道式三腔中心静脉导管置入的常规操作步骤如下：

（1）将超声波机连接电源。

（2）选择线性血管探头以确认方向（如点击探头左侧，则屏幕中显示血管左侧）。

（3）检查目标静脉。确保静脉可压缩，清晰可视，在屏幕上居中。

（4）开启短轴视图（探头垂直于血管），如图 8.4 所示。以 45° 角引入针头并在完全可视条件下，边轻轻回抽注射器边缓慢向血管内推进，如图 8.5 所示。

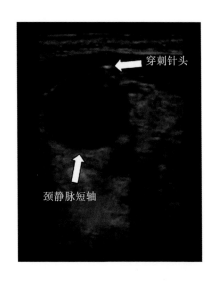

穿刺针头

颈静脉短轴

图 8.4　颈静脉和颈动脉短轴视图

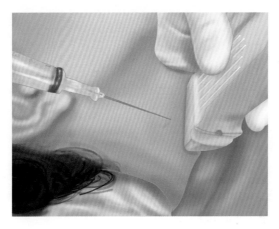

图 8.5　超声引导下颈静脉穿刺

（5）一旦导引针进入血管，血液将回流至注射器。这时将探头旋转 90°，使探头平行于穿刺血管，获得长轴视图，如图 8.6 所示。长轴视图有助于确认针头位置并在可视化操作下将导丝引进血管腔内，如图 8.7 所示。

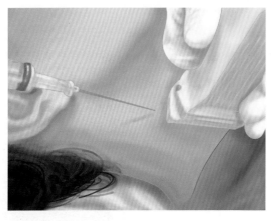

图 8.6　超声探头长轴视图下针头方向

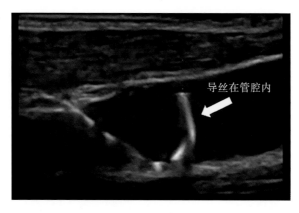

导丝在管腔内

图 8.7　长轴视图下导丝进入颈静脉

8.6.1　锁骨下静脉置管技术

许多体表定位点都可用于穿刺，如图 8.8[13-15] 所示，下列穿刺位点取任一即可：

- 锁骨中内 1/3 交界，锁骨下缘 1cm。
- 三角胸肌间沟，锁骨下缘。
- 锁骨中线外侧，针垂直于锁骨侧下方。
- 锁骨角外侧 1 指宽处。

尽管置管前使用超声检查静脉有助于确认有无静脉狭窄或其他解剖异常，但一般来说，锁骨下静脉置管无须超声引导。

- 将患者置于 Trendelenburg 体位（头低仰卧位），并在置管侧的肩部下方放置肩垫，以抬高胸部区域。
- 将患者头部转向对侧。
- 打开中心静脉导管置管套件包，确认所有设备齐全，方便置管操作。
- 将 J 形管尖端线缩回塑料环形护套中，以便置入导引针中。
- 冲洗导管并在除最远端管口之外的所有管腔上连接肝素

帽，保持最远端管腔口开放以便导丝通过。

- 消毒穿刺部位皮肤。消毒区域应大，包括颈部、胸部和肩部。
- 穿无菌手术衣，戴无菌口罩、手套。
- 铺无菌巾，暴露穿刺部位。

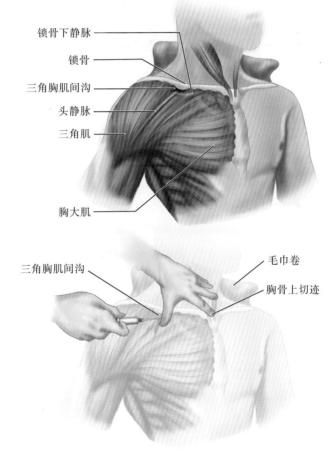

图 8.8 锁骨下静脉置管穿刺位点的解剖标记

- 抽取 1% 利多卡因注入皮肤、皮下组织及锁骨骨膜。麻醉骨膜非常重要，因导引针刺激锁骨骨膜是整个置管过程中最大的疼痛感来源。

- 将导引针斜面与注射器上的数字对齐。置入针头和注射器时，保持导引针斜面朝上。

- 将导引针置入预先选定的位点，全程边回抽注射器边送入针头。

- 针头抵住锁骨，小心下压使其滑至锁骨下。

- 一旦导引针进入锁骨下，应小心调整针头朝向胸骨上切迹，边送针边回抽注射器。

- 静脉血回流表明导引针进入锁骨下静脉。

- 当静脉血被回抽至注射器，将注射器和导引针分离，观察血流是否稳定、有无脉冲流动。

- 若观察到搏动性动脉血流，拔出针头并按压锁骨下窝以止血。

- 若不确定进入的是静脉还是动脉，可将导引针连接至静脉（Ⅳ）测压管，以目测或传递血管内流体静压。

- 确认置入静脉后，J 形管尖端保持指向尾部，将导丝通过针头置入静脉。

- 送入导丝约 30cm（通常多数导丝线上有 3 个 hash 值作为标记）。

- 导丝推进过程中，术者或助手应密切观察患者的心率，如果出现室性早搏，应轻微回撤导丝。

- 将导丝固定到位，撤出导引针并将其放于安全位置。

- 操作者的一只手始终持好导丝，直到置管成功后将其完全撤出。

- 用手术刀顺着导丝方向做一个小切口，以扩大导管进入部位。

- 用扩张器沿导丝扩张皮肤和皮下组织，轻轻扭至数厘米深。
- 取下扩张器，沿导丝将导管送至最远端口。
- 固定导丝并继续将导管送至所需长度。

一般情况下，右锁骨下静脉的导管置入长度为 15cm；左锁骨下静脉的导管置入长度为 18cm。

- 到达目标长度后，取出导丝并在最远的管腔口连接肝素帽。
- 用注射器连接各管腔，回抽血液以确认通畅。
- 用生理盐水冲洗各管腔。
- 将导管缝合在皮肤上并覆盖无菌敷贴。
- 行胸部 X 线检查，确认置管位置，并排除气胸。

8.6.2 股静脉中心置管技术

- 患者取仰卧位，暴露腹股沟区，以便确认解剖标志[15-17]。
- 打开中心静脉置管套件包，确认所需物品齐全，便于中心静脉置管操作。
- 将 J 形管尖端线缩回塑料环形护套中，方便将其置入导引针中。
- 冲洗导管并在除最远端管口外的所有管腔上连接肝素帽，保持最远端管腔口开放以便导丝穿过。
- 消毒穿刺点区域。
- 戴无菌口罩、无菌手套，穿无菌手术衣。
- 铺无菌巾，暴露穿刺部位。
- 辨别腹股沟韧带和股动脉搏动点。腹股沟韧带下方约 1cm 和股动脉搏动点内侧 0.5~1cm 的位置可作为安全穿刺点。
- 替代方案：用超声定位股静脉。
- 用超声探头轻轻按压血管可区分股静脉和股动脉。
- 穿刺部位注射 1% 利多卡因。

- 若不使用超声引导，可用 5mL 注射器的小型（26 号）探针识别并穿刺股静脉。

- 针头呈 45° 角刺入皮肤，全程回抽注射器。

- 静脉被刺穿后，深色静脉血回流至注射器，表明针尖位于股静脉腔。

- 将较大的针紧靠探查针置入股静脉内并取出探查针。

- 将 J 形导丝穿过针腔并置入股静脉腔。

- 推进导丝，直至导丝的 1/3 进入股静脉腔。

- 一手固定导丝，直至导管放置完成后将导丝撤出。

- 用手术刀顺着导丝方向做一个小切口，以扩大导管进入部位。

- 用扩张器沿导丝扩张皮肤和皮下组织，轻轻扭至几厘米深。

- 取下扩张器，沿导丝将导管送至最远端口。

- 固定导丝并继续将导管送至所需长度。一般股静脉置管的导管置入深度为 20cm 或股静脉的最大长度。

- 到达目标长度后，取出导丝并在最远的管腔口连接肝素帽。

- 将注射器连接到各管腔，回抽血液以确认通畅。

- 用生理盐水冲洗各管腔。

- 将导管缝合在皮肤上并覆盖无菌敷贴。

8.6.3　颈内静脉中心置管技术

- 患者取 Trendelenburg 位（头低脚高位），头部转向置管对侧。

- 操作者站在患者床头，面向床尾。

- 消毒穿刺部位。

- 消毒范围包括颈部、胸部和肩部。

- 穿无菌手术衣，戴无菌口罩、手套。

- 铺无菌巾，暴露穿刺部位。

- 在线性传感器探头上涂抹凝胶，识别颈部血管（颈动脉和颈内静脉）。轻轻按压传感器以辨别可压缩的颈内静脉和搏动的颈动脉。
- 穿刺部位注射 1% 利多卡因。
- 连接注射器与导引针，针尖与皮肤呈 45° 角，在与超声波探头相距 2cm 的位置进行穿刺，边穿刺边轻轻回抽注射器。
- 针头大致对准同侧乳头。
- 使用超声探头沿针尖方向指向目标血管，可根据需要重新确定方位。当超声探头与针垂直时，最容易跟随进针。在超声引导下，在针尖进入血管时可直接观察针尖。
- 静脉血出现表明已进入颈内静脉。
- 当静脉血被自由吸入时，将注射器从针头上断开，观察血液是否稳定、无脉冲流动。
- 如果观察到动脉喷射血流，则取下针头并用手按压颈动脉。
- 当对静脉或动脉是否被刺穿有任何不确定时，则可将针头连接至静脉导管，以便目视估算或转换为容器中的静水压力。
- 确认刺入静脉后，将导丝通过穿刺针插入颈内静脉。
- 送入导丝约 30cm（通常多数导丝线上有 3 个 hash 值作为标记）。
- 导丝推进过程中，术者或助手应密切观察患者的心率，如果出现室性早搏，应轻微回撤导丝。
- 将导丝固定到位，撤出导引针并将其放在安全位置。
- 一手始终持好导丝，直到置管成功后将其完全撤出。
- 为进一步确认导丝位置是否合适，可通过超声波长轴视图（与血管平行）将颈内静脉内的导丝可视化。
- 用手术刀顺着导丝方向做一个小切口，以扩大导管进入部位。

- 用扩张器沿导丝扩张皮肤和皮下组织，轻轻扭至几厘米深。
- 取下扩张器，沿导丝将导管送至最远端口。
- 固定导丝并继续将导管送至所需长度。

一般情况下，右侧颈内静脉的导管置入长度为16cm，左侧颈内静脉为17cm。

- 到达目标长度后，取出导丝并在最远的管腔口连接肝素帽。
- 用注射器连接各管腔，回抽血液以确认通畅。
- 用生理盐水冲洗各管腔。
- 将导管缝合在皮肤上并覆盖无菌敷贴。
- 行胸部X线检查，确认置管位置，并排除气胸。

8.7 并发症

很多研究已经详细描述了中心静脉置管的并发症，包括气胸、血胸和动脉损伤。尽管采用了无菌操作，感染仍然是中心静脉置管的主要问题。研究表明，中心静脉置管的感染性并发症发生率为5%~26%，或每1 000个导管留置日出现2.9~11.3个感染病例[4, 5]。中心静脉导管感染可能导致菌血症和败血症。除感染外，静脉血栓形成的发生率为2%~26%，但这一并发症并未得到公认[4]。虽然并非所有的静脉血栓都有症状，但血栓会使静脉通路复杂化，甚至晚期可能导致静脉性跛行[6]。已报道的并发症包括：

- 气胸。
- 血胸。
- 腹膜后血肿。
- 血管损伤。
- 假性动脉瘤。
- 动静脉瘘。

- 局部血肿。

- 导丝诱发性心律失常。

- 胸导管损伤。

- 导丝栓塞。

- 空气栓塞。

- 感染。

- 血管血栓形成。

- 导管断裂。

- 血管侵蚀。

8.8 专家建议与疑难解答

- 按使用顺序排列设备。

- 在操作前用生理盐水冲洗所有导管管腔。

- 最远端的导管管腔禁止使用肝素帽，需保持开放以便导丝通过。

- 禁止强行送入导丝。若导丝推送受阻，应重新连接注射器，移除针头，尝试其他通路。

- 在移至另一侧之前（如先尝试穿刺左锁骨下静脉，后移至右锁骨下静脉），拍摄胸部 X 线片以明确穿刺的那侧没有气胸。

- 根据患者的具体情况，给予适当镇痛、镇静。

- 有时通过血液颜色的深浅或血液流出导引针的速度确认针头是否在静脉内可能会被误导，建议在扩张血管前，通过连接无菌管至引导针测量压力以确认针头是否在静脉内，如图 8.9 所示。

- 当行锁骨下静脉置管时，应关注患者的心率基线、呼吸频率和气道峰压值。如果这些参数值较基线值显著增加，则考虑发生气胸。

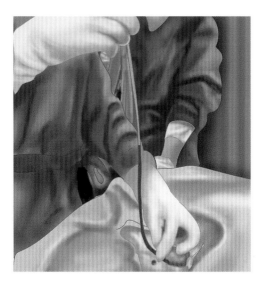

图 8.9　手动评估血压以确认静脉置管成功

（莫梦燕　译，汤文龙　审）

参考文献

[1]　Mermel LA, Farr BM, Sherertz RJ, et al. Infectious Diseases Society of America, American College of Critical Care Medicine, Society for Healthcare Epidemiology of America. Guidelines for the management of intravascular catheter-related infections. J Intraven Nurs, 2001, 24(3):180–205.

[2]　Parienti JJ, Thirion M, Mégarbane B, et al. Members of the Cathedia Study Group. Femoral vs jugular venous catheterization and risk of nosocomial events in adults requiring acute renal replacement therapy: a randomized controlled trial. JAMA, 2008,299(20):2413–2422.

[3]　Turcotte S, Dubé S, Beauchamp G. Peripherally inserted central venous catheters are not superior to central venous catheters in the acute care of surgical patients on the ward. World J Surg, 2006,30(8):1605–1619.

[4]　McGee DC, Gould MK. Preventing complications of central venous catheterization. N Engl J Med,2003, 348(12):1123–1133.

[5]　O'Grady NP, Alexander M, Dellinger EP, et al. Centers for Disease

Control and Prevention. Guidelines for the prevention of intravascular catheter-related infections. MMWR Recomm Rep, 2002,51 RR-10:1–29.

[6]　Ong B, Gibbs H, Catchpole I, et al . Peripherally inserted central catheters and upper extremity deep vein thrombosis. Australas Radiol,2006,50(5):451–454.

[7]　Beheshti MV. A concise history of central venous access. Tech Vasc Interv Radiol, 2011, 14(4):184–185.

[8]　Bourgeois SL, Jr. Central venous access techniques. Atlas Oral Maxillofac Surg Clin North Am,2015, 23(2):137–145.

[9]　Akaraborworn O. A review in emergency central venous catheterization. Chin J Traumatol, 2017,20(3):137-140.

[10]　Cheung E, Baerlocher MO, Asch M, et al . Venous access: a practical review for 2009. Can Fam Physician, 2009, 55(5):494–496.

[11]　Whitaker RH, Borley NR. Instant Anatomy. Wiley-Blackwell, 2000.

[12]　Uflacker R. Atlas of Vascular Anatomy. Lippincott Williams and Wilkins, 2006.

[13]　Braner DA, Lai S, Eman S, et al . Videos in clinical medicine: central venous catheterization—subclavian vein. N Engl J Med, 2007,357(24):e26.

[14]　Kilbourne MJ, Bochicchio GV, Scalea T, et al . Avoiding common technical errors in subclavian central venous catheter placement. J Am Coll Surg, 2009, 208(1):104–109.

[15]　Brass P, Hellmich M, Kolodziej L, et al . Ultrasound guidance versus anatomical landmarks for subclavian or femoral vein catheterization. Cochrane Database Syst Rev, 2015, 1: CD011447.

[16]　Hoffman T, Du Plessis M, Prekupec MP, et al. Ultrasound-guided central venous catheterization: a review of the relevant anatomy, technique, complications, and anatomical variations. Clin Anat,2017, 30(2):237–250.

[17]　Lee YH, Kim TK, Jung YS, et al. Comparison of needle insertion and guidewire placement techniques during internal jugular vein catheterization: the thin-wall introducer needle technique versus the cannula-over-needle technique. Crit Care Med, 2015, 43(10):2112–2116.

9 动脉置管

Irene Say, Celina Crisman, Nitesh V. Patel

摘要

　　动脉置管是重症监护室（ICU）的常见操作。本章将阐述与动脉置管相关的解剖和生理功能，适应证，器械，操作技术，并发症，以及专家建议。

　　关键词：动脉；血压；高血压；低血压；桡动脉；平均动脉压；血流动力学稳定性；重症监护室

9.1 引　言

　　动脉置管是在患者的动脉中放置导管，最常见的是桡动脉置管。动脉置管常用作连续血压测量传感器，以及动脉血采样以进行化验分析。准确的血压测量不仅对严重肺部疾病患者控制心排血量和监测换气必不可少，而且在指导神经危重症监护方面至关重要，如颅内压增高、颅内出血、神经源性休克和脑血管痉挛。不同于无创血压管理 (noninvasive means of blood pressure management，NIBP) 的间歇性，动脉置管能够提供连续、实时的血压测量，并为血液标本采集提供方便、即时的动脉通路。将动脉导管连接至外部传感器可定量测量动脉内血压和动脉压力波形。动脉压力波形代表心动周期的收缩和舒张搏动。图 9.1 展示了典型动脉置管示意图和桡动脉的解剖结构。

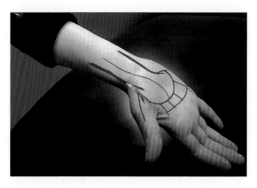

图 9.1　典型桡动脉置管和桡动脉解剖结构，以及相关侧支血管示意图

9.2　解剖结构和生理功能

桡动脉是最常用的动脉置管部位，其次是股动脉，因为它们都是表浅解剖结构，且公认并发症发生风险较低[1]。桡动脉可直接触及，为手部提供侧支循环，如果感染，通常不会导致危及生命的并发症。其他动脉，如股动脉、足背动脉和肱动脉虽然也可置管，但会导致复杂的并发症，并且具有需要测量位置、使用周期短或可能发生危及肢体的动脉血栓形成的缺点。腋动脉置管通常也是安全的，但需要在超声引导下进行。

9.3　适应证

动脉置管常用于连续、实时测量动脉血压，同时为反复动脉采血提供可靠的通路。

9.3.1　动脉血压测量

准确测量血压对神经危重症患者的护理非常重要。对于复苏休克患者，持续测量血压也非常重要。神经重症监护（NICU）常见的休克包括严重失血引起的低血容量性休克，神经源性心肌病导致的心源性休克，脊髓损伤引起的神经源性休克，以及感染性休克。然而，监测和治疗危险的高血压同样重要。在 NICU，维持正常血压对预防脑卒中、颅内出血及术后早期再出血至关重要。

9.3.2 用于定期采血的动脉通路

在 ICU 治疗中，反复采集血液标本必不可少，以用于日常化验动脉血气（arterial blood gase，ABG），评估患者的呼吸状况。然而，在 NICU 中，动脉通路对于反复评估化验参数至关重要，如血清钠（Na^+，见于尿崩症患者）或血浆渗透压（OSM，见于颅内压增高患者）。动脉置管可以避免反复动脉穿刺，因动脉穿刺可能导致动脉永久性损伤、血管痉挛，以及危及肢体的动脉血栓形成。

9.4　禁忌证

动脉置管的绝对禁忌证包括手部循环障碍，继发创伤，先天性或风湿病病因。术前对双手的体格检查包括桡动脉触诊、既往手术疤痕或表面皮肤感染，评估毛细血管再充盈是否充分。凝血功能障碍和血小板功能障碍是相对禁忌证。

- 桡动脉损伤史或手部血液循环受损史。
- 桡动脉搏动不易触及。
- 严重凝血功能障碍、血小板减少症。
- 表皮感染。

9.5　器　械

在动脉置管前，须准备皮肤消毒剂（如氯己定），防护镜，无菌帽，面屏，无菌手套，无菌巾，无菌纱布，无菌薄膜敷料，不可吸收缝线（尼龙、丝线）和导引针，导丝，导管。建议采用 Seldinger 穿刺技术，一旦导引针刺入血管，就将导管引至导丝上。不常规使用多普勒超声。考虑到清醒患者的舒适度，可在动脉穿刺点注射局部速效麻醉剂，如 1% 不含肾上腺素的利多卡因。动脉置管成功后，应立即通知护理人员连接压力延长管和传感器，再继续后续操作。

- 皮肤消毒剂（如氯己定、聚维酮碘）。
- 无菌帽，面屏，无菌手套，无菌巾。
- 动脉导管套件（导引针、导丝、20G 动脉导管）。
- 不可吸收缝线（3-0 尼龙线、丝线），持针器，镊子，剪刀。
- 密闭薄膜敷料。
- 动脉导管。
- 1% 不含肾上腺素的利多卡因（可选）。

9.6 操作技术

完成患者评估且物品准备齐全后，进行 Allen 试验评估桡动脉和尺动脉对手部掌侧分支循环的供血情况，目的是评估桡动脉受损时，尺动脉能否完全灌注手部血管。首先检查者同时按压患者的桡动脉和尺动脉以阻断血流约 3s。如果患者清醒，由患者本人紧紧握拳以挤压手部血液，便于更好地观察毛细血管再充盈情况。然后检查者松开尺动脉并观察患者的手指颜色及毛细血管灌注情况。如果未灌注或灌注时间超过 3s，则表明桡动脉侧支循环供应不良，应考虑选择其他动脉置管。穿刺桡动脉时，患者手掌朝上、轻微背屈，姿势的维持对于成功穿刺至关重要。在穿刺点上、下用胶带固定有助于对清醒患者的穿刺。从动脉置管套件中取出局部麻醉剂、导引针、导丝和导管，放在无菌区。

对手腕、前臂上部和手掌部备皮并覆盖无菌巾。在穿刺部位上方注射不含肾上腺素的局部麻醉剂，以提高患者的舒适度。操作者戴无菌手套，用非惯用手的两根手指触诊近手腕端的桡动脉，两指间距约1cm的区域为穿刺部位。使用惯用手持导引针，针头约呈30°角轻轻刺入两个手指之间的区域，同时确认桡动脉搏动点。继续将导引针向前推进，直至看到鲜红色血液回流。此时放平导引针，并继续推进1mm以使其进入血管腔内。沿导引针轻轻送入导丝，送入长度远远超过导引针。使用Seldinger技术将导管轻柔旋转通过导引针和导丝，然后移除导引针和导丝。观察导管中的动脉血流，并固定动脉导管至压力延长管和传感器。用尼龙缝线缝合导管中心以固定导管，并覆盖纱布或敷料。考虑到桡动脉损伤的风险，通常不使用扩张器或穿刺切口放置动脉导管。如果患者的情绪激动，不易定位，建议使用固定板在手腕下方固定。

9.7　并发症

在手术室、心脏介入室、神经介入室和NICU，桡动脉置管通常是安全、常见的操作。桡动脉置管最常见的并发症是暂时性动脉闭塞，通常无需治疗[2]。以往的麻醉、心脏病和重症监护文献中显示了以下并发症及发生率：0.05%的大出血和1.4%的严重血管并发症，包括动脉血栓形成，可能导致手部缺血[3]；其他不常见的风险包括局部和全身感染、动静脉瘘形成、假性动脉瘤、空气栓塞和神经损伤。

9.8　专家建议与疑难解答

如果多次尝试未观察到动脉血流，在行另一侧桡动脉置管前应考虑使用超声定位桡动脉。如果观察到血液但无血液流动，则导引针可能已从动脉（表面）移位，或者可能刺入动脉后壁。首先将导引针置入更深些，如果搏动的血液回流，应降低导引针角度，并继续向前轻推（＜1mm），直至导引针到达管腔中央，然后穿入导丝。如果针头向前推进时无动脉血液回流，应缓慢撤回针头。如果是贯穿式穿刺，针尖最终会穿过动脉管腔，会观察到动脉血液回流，并将导丝穿入血管。

导管穿过导丝时应谨慎操作，最好旋转完成。如果多次尝试穿入导管不成功，建议暂停操作以预防桡动脉痉挛，同时按压穿刺部位止血。不应定期扩张穿刺点以避免损伤动脉。应每日评估患者动脉置管的必要性，一旦认为不需要有创血压监测时，应立即拔除动脉置管。一般情况下，动脉置管的留置时间约为72h，如需继续监测，应考虑其他穿刺点。

如果桡动脉穿刺失败，可考虑腋动脉置管。

（莫梦燕　译，汤文龙　审）

参考文献

[1] Nuttall G, Burckhardt J, Hadley A, et al. Surgical and patient risk factors for severe arterial line complications in adults. Anesthesiology,2016, 124(3):590–597.

[2] Scheer B, Perel A, Pfeiffer UJ. Clinical review: complications and risk factors of peripheral arterial catheters used for haemodynamic monitoring in anaesthesia and intensive care medicine. Crit Care, 2002, 6(3):199–204

[3] Jolly SS, Amlani S, Hamon M, et al. Radial versus femoral access for coronary angiography or intervention and the impact on major bleeding and ischemic events: a systematic review and meta-analysis of randomized trials. Am Heart J, 2009,157(1):132–140.

10 颈椎牵引

Michael Cohen, Irene Say, Robert F. Heary

摘要

颈椎重量牵引通常用于外伤导致的颈椎脱位患者，目的是使移位的颈椎恢复正常生理序列，牵引过程中患者必须保持清醒并可以配合。本章我们阐述了颈椎牵引相关的解剖和生理学，适应证与禁忌证，器械，操作技术，专家建议，以及失误避免措施。

关键词：颈椎牵引；脊髓损伤；闭合复位；脊柱创伤；halo 外固定支架；Gardner-Wells 颅骨钳；颈椎小关节脱位；Hangman 骨折；寰枢椎旋转脱位

10.1 引 言

颈椎重量牵引是通过头颈部重量牵引来达到恢复颈椎正常序列和脊髓间接减压的目的。颈椎重量牵引技术通常用于创伤性或非创伤性颈椎骨折与脱位。牵引钳通过金属螺钉固定在颅骨外板，通过不断增加牵引重量来逐渐恢复颈椎的生理力线。

颈椎牵引最常用作颈椎固定前颈椎复位的初始辅助治疗，包括内固定融合或 halo 支架外固定。颈椎牵引术也可用于术中纠正颈椎退行性病变的生理曲度。

本章我们将介绍颈椎的相关解剖和生理学，颈椎牵引的适应证和禁忌证，以及所用器械和操作技术。

10.2　解剖结构和生理功能

10.2.1　颈椎的解剖

颈椎由 7 个椎节构成。由于 C1（寰椎）和 C2（枢椎）独特的解剖学特征，所以可提供特殊的运动和稳定功能。C1 由环形的前后弓和侧块组成，侧块上表面与枕髁形成寰枕关节，下表面与枢椎侧块形成寰枢关节。C2 由椎体、齿状突、椎弓根、棘突、椎板、横突和侧块关节组成。颅颈交接区的一系列韧带有助于稳定上颈椎和颅颈交界区的活动，包括寰枕韧带、前纵韧带、横韧带、齿状突尖韧带和翼状韧带。

C2 水平以下的颈椎节段称为下颈椎（C3~C7）。下颈椎的每个椎节均由椎体、椎弓根、棘突、椎板、侧块、横突和侧块关节组成。下颈椎关节面位于冠状面（面向前方），在矢状面上呈约 45° 角。下颈椎韧带可分为前组和后组。前韧带复合体包括前纵韧带（anterior longitudinal ligament，ALL）和后纵韧带（posterior longitudinal ligament，PLL）。后韧带复合体（posterior ligamentous complex，PLC）包括黄韧带、棘间韧带和小关节囊。

10.2.2　颈椎牵引的病理生理学

临床中最常见的可能需要颈椎牵引的创伤性颈椎骨折或脱位主要包括颈椎小关节脱位、Hangman 骨折和移位的 Ⅱ 型齿状突骨折。所有这些骨折的共同病理生理学特征是颈椎曲度不稳定并可能压迫颈髓。颈椎牵引旨在牵引颈椎以减少成角、半脱位或脱位，使骨折复位以促进骨折愈合，并解除存在的脊髓压迫。

颈椎小关节脱位通常是由屈曲损伤导致，屈曲损伤可导致关节"绞索"脱位。颈椎重量牵引可使颈椎侧块关节受到屈曲分离的力量从而再次解锁小关节，直到小关节解剖复位。

Hangman 骨折通常由过度伸展损伤引起，并导致 C2 相对于下颈椎的过度前移和伸展成角。颈椎牵引通过中立或稍微伸展颈椎的牵引力量以减少 C2 的角度。类似地，前移或成角的 Ⅱ 型齿状突骨折也可以通过颈椎牵引伸展的力量予以复位。寰枢椎旋转脱位是一种 C1~C2 关节脱位，其最常由颈部肌肉严重痉挛引起。给予治疗肌肉痉挛的药物和中立位颈部牵引通常可以恢复正常的解剖序列。如果后纵韧带完整，导致脊髓压迫的下颈椎爆裂性骨折，通常可以通过颈椎牵引来减轻。通过颈椎牵引拉伸后纵韧带可以将骨折的椎体从脊髓腹侧向前方移开。

10.3　适应证

　　颈椎牵引的适应证包括：小关节脱位，移位或成角的 Hangman 骨折，移位或成角的齿状突骨折，寰枢椎旋转脱位，以及下颈椎爆裂骨折。一些脊柱外科医生也将颈椎牵引用于退变性颈椎病和脊髓型颈椎病的颈椎前后路融合术中，通过颈椎牵引来改善颈椎曲度。本章我们将只关注颈椎重量牵引在创伤性颈椎外伤中的适应证。

10.3.1　小关节脱位

　　当上位椎体的下关节突（inferior articular process，IAP）相对于下位椎体的上关节突（superior articular process，SAP）向前方脱位时会发生颈椎小关节脱位。如果 IAP 位于 SAP 正上方，则脱位称为"小关节固定"；如果 IAP 位于 SAP 前方，则脱位称为"小关节对顶"。小关节脱位可以是单侧，也可以是双侧。颈椎小关节脱位会引起上位椎体向前移位，导致椎管狭窄和颈髓受压。脊髓损伤在双侧颈椎小关节脱位中很常见。一般来说，双侧小关节脱位有较高的完全性脊髓损伤发生率，而单侧小关节脱位往往会导致神经根受压和神经根病。机动车碰撞、高空坠落和潜水事故等屈曲损伤是颈椎小关节脱位的常见原因（图10.1）。

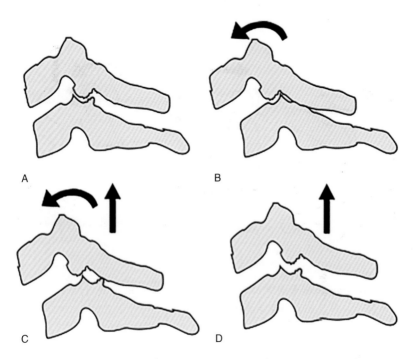

图 10.1 复位对顶的关节面。A. 关节突关节的正常位置。B. 屈曲损伤会导致小关节脱位，椎管变窄。C. 颈椎牵引用于牵张小关节，直到它们"解锁"。D. 恢复正常位置

10.3.2 移位或成角的 Hangman 骨折

Hangman 骨折或外伤性 C2 椎体滑脱通常由颈部过伸导致的轴向压缩或牵张力引起。骨折的 C2 关节突侧块会造成 C2 和 C3 之间不稳定，从而很容易引起 C2 在 C3 上的前滑移。颈椎后纵韧带和 C2~C3 椎间盘的破坏可导致 C2 的向前成角（图

10.2）。成角或移位的 Hangman 骨折的治疗通常是复位后对较
稳定的损伤进行 halo-vest 固定，对不稳定的损伤进行 C2~C3 颈
椎前路椎间盘切除融合（anterior cervical discectomy and fusion，
ACDF）或 C1~C3 后路固定融合。

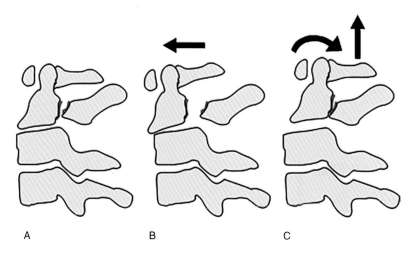

图 10.2 Hangman 骨折复位。A. Hangman 骨折。B. 骨折前脱位，导致椎
管狭窄。C. 颈椎牵引用于伸展颈椎复位骨折

10.3.3 移位或成角的 II 型齿状突骨折

　　II 型齿状突骨折最常发生于老年患者站立时跌倒后，也可
能发生在年轻患者在受到高速过屈或过伸伤后。II 型齿状突骨
折发生在齿状突的基底部，由于齿状突血供的胚胎发育原因，
存在一个血管分水岭区。由于齿状突基底部的血液供应不良，
非手术治疗的骨不连发生率很高。II 型齿状突骨折通常因过度
屈曲损伤向前移位或成角，或因过度伸展损伤向后移位。这些
骨折通常与寰椎横韧带损伤有关，容易不稳定。后移位或成角
骨折可导致脊髓受压，应立即复位。

10.3.4　寰枢椎旋转半脱位

寰枢椎旋转半脱位（atlantoaxial rotary subluxation，AARS）是与斜颈相关的 C1 相对 C2 旋转，最常见于儿童。虽然严重创伤导致 C1 或 C2 骨折后可能发生 AARS，但最常见于颈部外伤导致的肌肉拉伤、颈部手术后、颈部感染或炎症导致长期肌肉痉挛。对于急性、无潜在骨折的 AARS，可以用止痛药、肌松药和颈围固定治疗。亚急性和慢性 AARS 通常需要颈椎牵引治疗，偶尔需要使用 halo 背心固定以减轻疼痛。

10.3.5　下颈椎爆裂性骨折

下颈椎（C3~C7）爆裂性骨折会发生椎体高度丢失和椎体后突进入椎管，这通常会导致脊髓受压和损伤。这些骨折通常发生于高能轴向压缩损伤。很久之前医生就通过颈椎牵引对后纵韧带施加牵张力来进行间接脊髓减压，从而减少骨质向后突出的体积。几项研究表明，颈椎牵引通常会导致脊髓不完全减压[1-3]。颈椎牵引复位失败通常是由于后纵韧带断裂而无法实现。在无法成功实现及时复位的情况下，通过颈椎前路椎体切除术或后路减压和固定融合术进行手术减压已成为治疗此类脊髓损伤的常用方法。

10.4　禁忌证

颈椎牵引的禁忌证包括颅骨骨折或涉及颅骨密度降低的疾病，如颅骨佩吉特病（Paget 病）或成骨不全，因为颅骨钉可能会穿透颅骨。3 岁以下的幼儿通常颅缝尚未融合，在放置颅骨钉时可能会有较高的风险。因此，如果要对年轻患者使用牵引，则应考虑通过 halo 环以较低的插入扭矩使用更多的颅骨钉进行固定。寰枕分离（atlanto-occipital dissociation，AOD）是颈椎牵引的禁忌证，因为它可能会扩大 AOD 并损伤上颈髓和延髓。需要开颅手术的创伤性脑损伤需要在应用颈椎牵引之前解决。

对未进行可靠的神经系统检查或意识改变的患者进行颈椎牵引时应谨慎。

对存在颈椎间盘突出的患者进行颈椎牵引是否会出现脊髓受压存在争议。文献中创伤性颈椎脱位后椎间盘突出的发生率为 8%~42%[4-7]。一些医学中心通过颈椎复位前 MRI 排除颈椎间盘突出，有些中心在进行颈椎 MRI 检查前，对清醒患者进行可靠的神经系统检查，并常规进行即刻闭合颈椎牵引复位。主张立即闭合复位的学者认为与复位前行 MRI 相比，立即复位可以提早几小时通过复位间接对脊髓减压，特别是对具有潜在可逆性脊髓损伤的患者。而主张预复位 MRI 的学者指出，在颈椎牵引过程中，医源性椎间盘突出可能导致神经功能恶化。

Eismont 等发表了一项包含 68 例患者的系列研究报告，他们接受了闭合复位颈椎牵引术，其中 1 例患者的神经功能恶化[4]。6 例患者除颈椎外伤外合并颈椎间盘突出，该组病例中清醒患者在闭合复位后均未发生神经功能下降。Grant 等发表了一项包含 82 例患者的研究报告，他们在 MRI 检查前即接受了早期闭合颈椎牵引复位，其中椎间盘突出的发生率为 22%，一例患者在闭合复位后 6h 出现神经功能下降[5]。尽管存在椎间盘突出，但作者发现，对配合神经系统检查的清醒患者进行早期颈椎牵引闭合复位非常安全。Rizzolo 等对 131 例接受闭合复位的患者进行研究，成功率为 86%，包括复位后在 MRI 上发现椎间盘突出的患者在内，未发现任何患者出现神经功能恶化[8]。Vaccaro 等发表了一项包含 11 例患者的研究报告，其中 2 例患者在牵引前即合并颈椎间盘突出，2 例在牵引后出现新的颈椎间盘突出，颈椎牵引后没有患者出现神经功能恶化[9]。在作者的研究中心，我们几乎可以立即进行 MRI 检查，并常规获得 T2 矢状位序列，以排除颈椎牵引闭合复位前的颈椎间盘突出。然而，如果在获得 MRI 成像方面存在延迟，我们也不会推迟清醒脊髓损伤患者的早期闭合复位。

10.5　器　械

10.5.1　Gardner-Wells 颅骨钳

Gardner-Wells 颅骨钳是一种 C 形金属臂，与头的形状相适应，通常由不锈钢或碳纤维制成。颅骨钳的两端各有一个孔，允许颅骨钉穿过。一个金属环连接在拱臂的中点，绳子一端固定在颅骨钳上，另外一端通过病床或担架顶部的滑轮系统与提供牵引力的重物相连（图 10.3）。

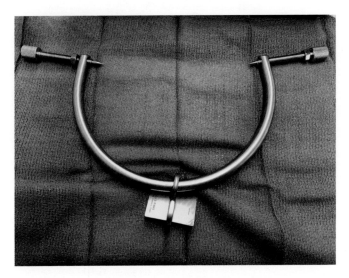

图 10.3　Gardner-Wells 颅骨钳。在颈椎闭合牵引复位中，Gardner-Wells 颅骨钳最常用于快速复位颈椎小关节脱位。首先用杆菌肽软膏涂抹两侧的头钉，固定在外耳道水平耳廓上方 2～3cm 处，稍微向后放置头钉，用于屈曲韧带旋转，以重新复位颈椎；然后对针头部位用酒精消毒，并行局部浸润麻醉（如利多卡因）；之后用手指反向拧紧头钉，直到中心金属钉指示器与钉齐平；最后用绳索将头架与配重连接

10.5.2 Halo 环

Halo 环环绕头部安装，通常使用 4 个头钉将其固定在头部（图 10.4）。通常使用 6~8ft（1ft ≈ 30.48cm）的扭矩固定成人的头钉。可以使用 halo 头环代替 Gardner-Wells 颅骨钳，并将其连接到重力滑轮系统以进行颈椎牵引。在使用颈椎牵引完成闭合复位后，可以将 halo 头环连接到 halo 支架以提供外固定。

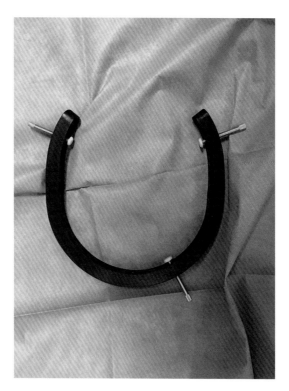

图 10.4 Halo 环。通常将 halo 环连接到 halo 背心，用于长期颈部固定。将 4 枚颅骨固定螺钉——2 枚在前方，2 枚在后方，用 6~8ft 的扭矩固定。在前方，将头钉置于眉毛外侧上方约 1cm 处，以避开眶上神经，将后方头钉放置在前方头钉对称位置。头钉固定的部位用酒精消毒，并用药物进行局部浸润麻醉，用杆菌肽软膏涂抹所有针头。根据不同 halo 品牌制造商的规范，通常在放置 24h 后，使用扳手拧紧头钉或断开接头

10.5.3 改良的病床

一张通过支撑肩部来对抗颈椎牵引力量的特殊病床有助于实施有效的颈椎牵引，例如 Roto-rest 床，它包括提供反向牵引的肩撑和悬挂重物的集成滑轮系统（图 10.5）。

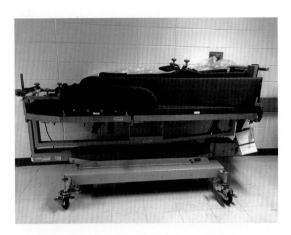

图 10.5 改良的病床。进行颈椎牵引的患者必须放置在改良过的病床上，该病床集成了所需的配重和颈部牵引装置。肩垫有助于在闭合复位时牵引和显示颈椎

10.5.4 重 量

行颈椎重量牵引时，重量可依次加到钩状重量支架上，支架通过绳索连接到 Gardner-Wells 颅骨钳上，绳索绕滑轮弯曲时旋转 90°（图 10.6）。重量通常以 2.5lb（1lb ≈ 0.45kg）和 5lb 为增量。如果需要额外的重量，可使用多个钩形重量支架。

10.5.5 Halo 外固定支架

Halo 外固定支架是一种外固定装置，通过固定头胸来牢固地固定头部和颈椎（图 10.7）。Halo 支架可在闭合复位后使用，以在运送过程中保持颈部生理曲度和暂时稳定，以进一步完成

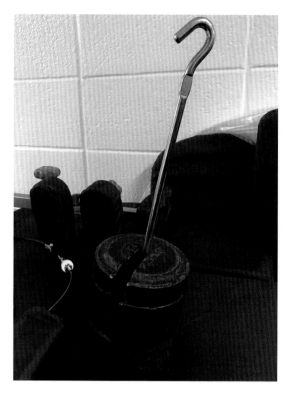

图 10.6　配重。每个增量配重金属饼为 2.5lb 或 5lb。该金属配重被悬挂在一个金属支架上，另外一端通过滑轮与 Gardner-Wells 颅骨钳相连

影像学检查如 MRI 或脊髓造影，或直到可以实现最终内固定。如果闭合复位可以获得良好的骨折对位，则可以使用 halo 背心外固定，以保持稳定和力线，直到发生最终融合。在过去的几十年中，随着脊柱内固定技术、术中监测和神经导航技术的进步，内固定越来越受到医生和患者的青睐。Halo 背心外固定仍然是高危手术患者的重要选择。使用 halo 背心进行最终治疗最常见于 Hangman 骨折或寰枢椎复合体的其他损伤。由于一种称为"蛇行（snaking）"的现象导致的对位滑动，常常会导致下颈椎损伤复位失败[10]。

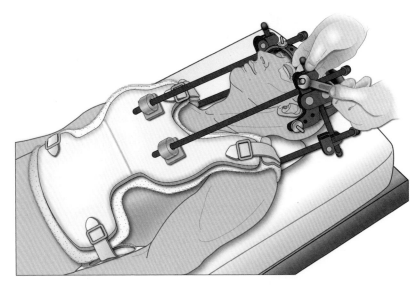

图 10.7　Halo 外固定支架。Halo 支架的正面和背面分开，使用时固定在一起贴合身体保持舒适感。背心通过 4 根纵向立柱连接到 halo 环，允许使用额外定制的颈部对线设备（经允许引自 Operative Procedure// Ullman J, Raksin PB. Atlas of Emergency Neurosurgery. 1st. Thieme，2015.）

10.6　操作技术

10.6.1　患者评估

　　颈椎损伤患者的初步评估始于对血流动力学稳定性的评估，特别是考虑到颈椎损伤可能导致神经源性休克的情况下。应将患者的颈椎置于硬质颈围内。获得患者的重点病史以确定损伤机制，了解其他危及生命的损伤的可能性以及任何相关的医疗史或手术史。对患者进行详细的神经系统检查，包括根据美国脊髓损伤协会（American Spinal Injury Association，ASIA）分类的运动和感觉评估[11,12]。如果存在脊髓损伤，应根据 ASIA 指南将其分类为完全或不完全脊髓损伤。

10.6.2　头架的放置

　　患者应采取仰卧位，在其头骨两侧确定头钉的位置，大致位于耳廓上方 2~3cm 处。如果需要中立位牵引，则固定点应与外耳道（external auditory meatus，EAM）对齐。如果需要屈曲或伸展，则分别将头钉位置稍微调整到 EAM 的后方或前方（图10.8）。固定部位应用酒精消毒，并注射局部麻醉药。此时可给

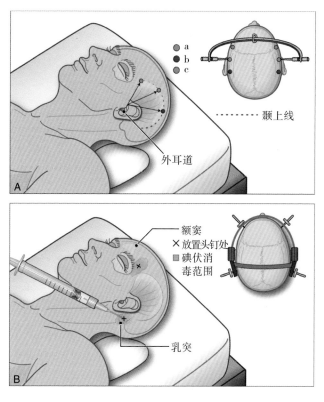

图 10.8　A、B.Gardner-Wells 颅骨钳头钉的放置。将头钉放置在位置"a"将产生中性牵引矢量。在位置"b"处放置头钉将产生屈曲方向的力（用于对顶关节面），在位置"c"处放置头钉会产生伸展方向的力（用于 Hangman 骨折；经允许引自 Ullman J, Raksin PB. Atlas of Emergency Neurosurgery. 1st. Thieme, 2015：Figure 11.3a.)

予低剂量麻醉药或镇静药，患者必须易于唤醒并随时配合神经系统检查。然后将 Gardner-Wells 颅骨钳放置到位，同时将头钉拧入颅骨，直到扭矩指示器凸出周围圆柱体的表面。

10.6.3 患者体位

颈椎外伤患者应该采用严格的颈椎继发损伤预防措施，将患者仰卧平放在配有肩撑和负重滑轮系统的改良病床上。如果需要，可将肩撑安装到位，并附带额外的衬垫。Gardner-Wells 颅骨钳通过一根穿过滑轮的绳索连接到钩状重量支架上。可以操纵皮带轮高度来改变颈部牵引力矢状位方向。升高滑轮将增加屈曲牵引力，而降低滑轮将增加伸展牵引力（图 10.9）。

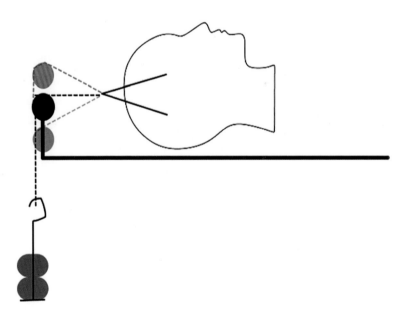

图 10.9　患者体位和滑轮位置调整。图中显示了患者被安置在改良的病床上，颅骨钳置于头部，通过绳索和滑轮连接到挂在床头上的钩状配量支架上。可以将滑轮调整到上方（红色）以添加屈曲力矢量，或调整到下方（蓝色）以添加伸展力矢量

10.6.4 重量应用

可以明智而审慎地使用肌松药来帮助放松椎旁的颈部肌肉，但是患者必须保持清醒并配合频繁的神经系统检查。在进行基准的神经系统检查和颈椎侧位便携式 X 线检查后，将初始重量（通常为 5~10lb）施加到钩状重量支架上。

尽管许多人表示最大耐受重量为每级 5lb（即 C5 爆裂骨折为 25lb），但也有学者采用更大的重量来实现复位[12]。颈椎牵引重量每 10min 增加 5lb，直到复位完成。如果牵引过程中发生影像学或神经系统改变，则应立刻停止。频繁的透视图像有助于牵引过程的安全进行。大重量复位的关键步骤是，一旦发生复位，应立即将重量减至 15lb。

10.6.5 神经系统监测

在每次增加重量之前，应每 10min 进行一次神经系统检查，检查其运动和感觉功能。如果检测到神经功能下降则应停止颈椎牵引，同时立即进行颈椎 MRI 检查。如果患者变得嗜睡或不配合神经系统检查，也应停止颈椎牵引。如果发生上述情况，在复位前应停止颈椎牵引，同时考虑切开复位。

10.6.6 影像学评估

在基线检查时和每次增加配重后，要进行便携式颈椎侧位 X 线检查（图 10.10），或者可进行透视用于快速成像。每张 X 线片都要评估骨折脱位的复位以及相邻椎间盘的过度牵张情况。如果在复位前相邻椎间盘已经过度牵张，则停止颈椎牵引并考虑切开复位。CT 可用于评估 X 线检查显示不清晰的情况下骨折脱位的复位情况。在应用颈椎牵引后，可将患者置于 halo 背心中，以进行 CT 扫描。在 CT 扫描评估后，通过从 halo 支架上断开 halo 头环并重新施加重量，可以行进一步的颈椎牵引。

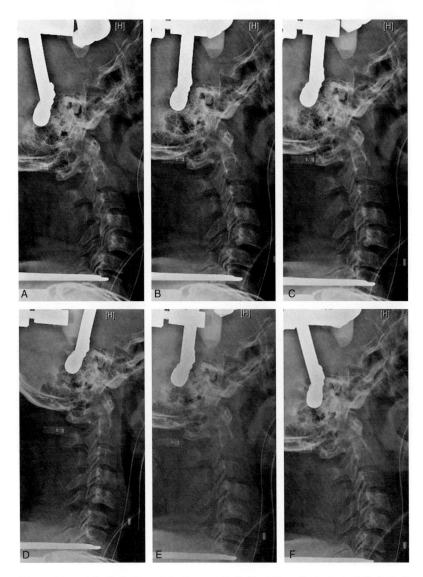

图 10.10 颈椎牵引的 X 线评估。A. 便携式侧位 X 线片显示颈椎牵引前 C5 ～ C6 关节突脱位。B. 牵引重量为 10lb 时，C5 ～ C6 椎间盘间隙发生轻度牵张。C. 牵引重量为 20lb 时，C5 ～ C6 椎间盘间隙发生中度牵张。D. 牵引重量为 35lb 时，C5 ～ C6 椎间盘明显分离，关节突"解锁"。通过调整滑轮增加了轻微的伸展，重量逐渐减小（E），直到恢复正常对位（F）

10.7 并发症

颈椎牵引是对清醒和配合的患者复位某些颈椎骨折脱位的一种安全、有效的方法。颈椎牵引的主要风险是使神经损伤恶化，这种损伤可能由椎间盘突出、骨折碎片、错误的对线或脊髓牵张损伤引起。这些风险可以通过每次仅增加少量负重，并经常进行神经系统评估或关注影像学改变而减少。

颈椎牵引是通过对头部施加较大牵引力来复位颈椎骨折脱位。这些力通过头钉传递，可导致颅骨骨折和头皮撕裂。肩撑可以对抗颈椎的牵引力量从而使牵引有效，但过大的牵引则容易导致肩部和椎旁肌肉受伤。

颈椎骨折脱位可导致椎动脉（vertebral artery，VA）损伤或闭塞。CT 血管造影可有效诊断椎动脉夹层和闭塞，有助于在颈椎牵引前了解患者的情况。骨折脱位的快速复位可导致椎动脉夹层、栓塞和脑卒中。

10.8 专家建议与疑难解答

10.8.1 配件存放和管理

颈椎牵引和 halo 的放置过程需要力量和进行多种配件组装，操作者需要专门培训才能进行这些操作。由于操作过程中需要许多零散配件，因此最好是提前将所有配件一起放入一辆手推车中，以防止骨折脱位复位延迟。

10.8.2 Halo 背心

有时对于存在脊髓损伤和脊柱不稳定的患者很难放置 halo 背心，尤其是在患者进行颈椎牵引时。如果预期在颈椎牵引后使用 halo 背心进行外固定，最容易的方法是首先对患者进行伸臂滚身式滚动，将 halo 背心的背部在患者背部安装好，确保肩带位置合适。在进行颈部牵引并获得复位后，可以将 halo 背心的前面固定在背心的背面及头部周围的 halo 环上。在 halo 系统固定后，可以停止颈椎牵引。

10.8.3　力矢量

颈椎牵引时施加的力的方向对于有效复位颈椎骨折脱位至关重要。必须仔细评估损伤机制和放射影像，以确定颈椎牵引期间施加的力向量是否合适。特别是在对顶或固定的关节面，在牵引过程中应用适度的屈曲和牵引力是解锁关节面关节以减少脱位的必要条件。成角齿状突骨折或 Hangman 骨折可能需要伸展牵张力量来重新复位骨折。

10.8.4　转为切开复位内固定

随着切开复位和内固定技术在过去几十年取得的进步（脊柱内固定、导航系统、神经监测），与 halo 支架外固定相比，手术固定变得越来越常用。通常情况下，在手术固定前，颈椎闭合牵引复位作为一种应急的技术用于复位骨折脱位和脊髓减压。如果通过闭合复位完成了良好的复位和减压，通常随后的融合手术就可以更加容易与可控。由于大多数需要颈椎牵引的患者最终都会进入手术室，因此我们往往会放弃颈椎牵引，而直接进行急诊切开复位内固定。

10.9　结　论

颈椎重量牵引是一种有效的辅助治疗方法，可以在创伤性颈椎骨折脱位后恢复颈椎的生理曲度。脊髓损伤患者的主要治疗目标是快速脊髓减压，而颈椎牵引可以快速达到减压脊髓的目的，同时可以简化手术操作。

（窦宁宁　译，汤文龙　审）

参考文献

[1] Koivikko MP, Myllynen P, Karjalainen M, et al. Conservative and operative treatment in cervical burst fractures Arch Orthop Trauma Surg, 2000,120(7-8):448–451.

[2] Fisher CG, Dvorak MFS, Leith J, et al. Comparison of outcomes for unstable lower cervical flexion teardrop fractures managed with halo thoracic vest versus anterior corpectomy and plating Spine, 2002, 27(2):160–166.

[3] Kwon BK, Vaccaro AR, Grauer JN, et al. Subaxial cervical spine trauma. J Am Acad Orthop Surg, 2006, 14(2):78–89.

[4] Eismont FJ, Arena MJ, Green BA. Extrusion of an intervertebral disc associated with traumatic subluxation or dislocation of cervical facets. Case report J Bone Joint Surg Am, 1991, 73(10): 1555–1560.

[5] Grant GA, Mirza SK, Chapman JR, et al. Risk of early closed reduction in cervical spine subluxation injuries J Neurosurg, 1999, 90(1, Suppl):13–18. Doi 10.3171/spi.1999.90.1.0013

[6] Sabiston CP, Wing PC, Schweigel JF, et al. Closed reduction of dislocations of the lower cervical spine J Trauma, 1988, 28(6):832–835.

[7] Rizzolo SJ, Piazza MR, Cotler JM, et al. Intervertebral disc injury complicating cervical spine trauma Spine, 1991, 16(6, Suppl):S187–S189.

[8] Rizzolo SJ, Vaccaro AR, Cotler JM. Cervical spine trauma Spine, 1994, 19(20):2288–2298. Doi 10.1097/00007632-199410150-00007.

[9] Vaccaro AR, Falatyn SP, Flanders AE, et al. Magnetic resonance evaluation of the intervertebral disc, spinal ligaments, and spinal cord before and after closed traction reduction of cervical spine dislocations Spine, 1999,24(12):1210–1217.

[10] Ivancic PC, Beauchman NN, Tweardy L. Effect of halo-vest components on stabilizing the injured cervical spine Spine, 2009, 34(2):167–175. Doi 10.1097/BRS.0b013e31818e32ba.

[11] Maynard Jr FM, Bracken MB, Creasey G, et al. American Spinal Injury Association. International Standards for Neurological and Functional Classification of Spinal Cord Injury Spinal Cord, 1997, 35(5):266–274.

[12] Cotler JM, Herbison GJ, Nasuti JF, et al. Closed reduction of traumatic cervical spine dislocation using traction weights up to 140 pounds Spine, 1993, 18(3):386–390.

11 气管插管

John W. Liang, Elena Solli, David A. Wyler

摘要

　　气管插管是神经监护的一项重要技能。神经危重症患者需要格外注意血压和二氧化碳控制。行气管插管时，正确评估患者的气道，准备所有必要器械以及预测插管过程中任何潜在的风险非常重要。

　　关键词：气道；呼吸衰竭；插管；气管内；氧合

11.1　引　言

　　气道维护是复苏和重症医学最重要的组成部分之一。本章重点介绍气道的评估和管理。虽然气管内插管通常是最终目标，但手动通气技能更重要，也更困难。即使是最有经验的医生在遇到无法通气的情况时也会恐慌。因此，所有医生在学会气管插管前，都应练习并熟练掌握高级生命支持的通气技术（如呼吸球囊的使用）。

11.2　解剖结构和生理功能

　　气管内插管可经口腔或鼻腔进行，通常首选经口途径插管。鼻咽在舌根附近与口咽相连，会厌谷是由舌根和会厌形成的空腔，是放置插管喉镜片或内镜的标志性位置。在观察到这些标志时应避免抬升力，否则可能导致软组织撕裂。会厌是一个连接喉入口的软骨瓣，在吞咽过程中起保护喉部的作用，以防止食物进入气管和肺（图 11.1）。

在环状软骨水平，喉部结束，气管开始。气管继续向下进入隆突并在左、右主干支气管分叉。由于心脏占据的空间，左支气管与气管中线的延长线形成的角度更大，而右支气管更短，更垂直，因此，如果气管插管时进入太深，更有可能进入右支气管。大多数医生在插管时站立在患者床头，可以看到气管插管进入气管（图 11.2）。

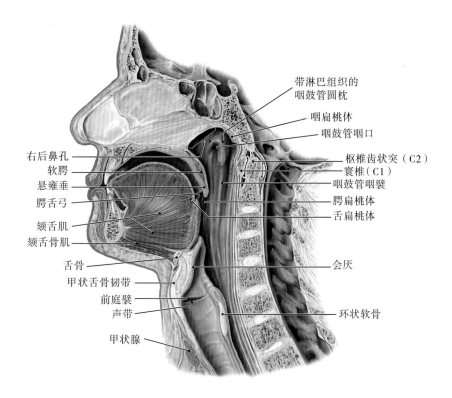

图 11.1　口腔的解剖。口腔和咽的正中矢状位切面（经允许引自 Schuenke, et al.Atlas of Anatomy.Thieme,2012. 图片来源：Karl Wesker）

喉镜下解剖

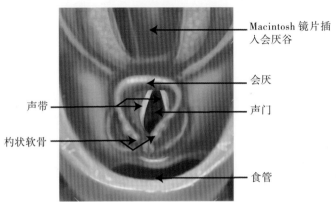

图 11.2 喉镜下视野

11.3 适应证

插管的主要适应证可大致分为三类：气道、肺和组织。

11.3.1 气 道

在紧急复苏的经典 ABC 步骤中，气道管理是第一要务，保持呼吸道通畅对氧合至关重要。意识障碍或延髓功能障碍患者由于呕吐、无法清除气道分泌物、舌对咽部的机械性阻塞或喉部水肿等原因，可能存在气道阻塞。在神经重症监护室中，对于难治性颅内压危象或应用麻醉药治疗难治性癫痫持续状态的患者时，插管是保护气道的强制性措施。

11.3.2 肺

对于呼吸衰竭患者，无论是高碳酸血症还是低氧血症，都需要行气管插管以进行有创机械通气。呼吸衰竭的征兆包括使用呼吸肌辅助做功，不能表述完整的句子，呼吸浅快或鼻翼煽动等。低氧性呼吸衰竭的常见原因包括肺不张、误吸、肺炎、肺水肿和肺栓塞。对于神经肌肉疾病患者［如吉兰－巴雷综合征（Guillain-Barré syndrome, GBS）或重症肌无力］，可能需要给予选择性插管，以预防可能发生的呼吸衰竭。"20–30–40 法则"（肺活量 < 20mL/kg，用力吸气负压 < 30cmH$_2$O，最大呼气压 < 40cmH$_2$O；1cmH$_2$O ≈ 0.1kPa）是吉兰－巴雷综合征患者常用的插管肺功能阈值。与所有危重患者一样，在进行插管决策时，床旁临床评估应优先于这些常用参考值。

11.3.3　组　织

神经重症监护室的警示语是"防止继发性脑损伤"。近年来试验表明避免大脑缺氧（脑组织氧分压 < 20mmHg）对患者具有潜在益处 [1]。气管插管在优化脑损伤患者的氧耗中起着不可或缺的作用。格拉斯哥昏迷评分（Glasgow coma score, GCS）< 8 分的患者应考虑给予气管插管和镇静治疗，因为这些措施将减少能量消耗并改善患者的脑氧合。此外，颅内压危象患者可能需要气管插管以达到过度通气的目的。

11.4　禁忌证和注意事项

11.4.1　禁忌证

除了"不要插管（Do Not Intubate，DNI）"的要求外，没有真正的插管禁忌证。某些情况下需要调整插管技术并采取额外的预防措施。因此，建议在非紧急情况下对插管困难的气道进行适当的评估。

11.4.2　困难气道的常规评估

当气道评估存在以下物理特征时，应立即考虑是否为潜在插管困难气道。并根据医生的舒适度和技术水平，考虑更换插管途径，如直接或视频喉镜清醒插管、经鼻气管插管和光纤气管镜插管。

• 颈椎：可能存在的颈部不稳定（如外伤）或活动受限（如颈部过短、既往手术、类风湿性关节炎）将限制患者头部后仰和良好的气道视野暴露。

• 面部毛发过多、面部外伤、牙齿缺失和口腔或鼻腔活动性出血的患者，可能因难以达到合适的面罩密闭性而影响有效通气。

• 张口受限（通常小于 3 个手指宽度）的患者。

• 舌较大（如唐氏综合征）和咽部视觉模糊的患者，气道 Mallampati 评分高与插管困难有关（图 11.3）。

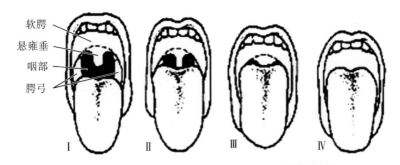

图 11.3　气道评分

• 从喉结到下颌的甲状腺距离短（小于 3 个手指宽度）与气道前壁和喉镜检查时的可视性差有关（图 11.4）。

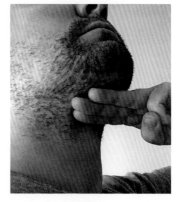

图 11.4　甲颏距离

11.5 器 械

正确的器械准备对于成功插管至关重要。在遇到插管困难的气道时，必须准备好所有必要的器械，并将其置于容易取用的地方。SOAPME 可作为设备检查首字母组合，帮助操作者记忆[2]。

- S——打开吸引器负压（Suction），准备就绪。
- O——呼吸面罩及鼻导管给氧（Oxygen），15L/min。
- A——气道（Airway）。
  ○ 可视喉镜或喉镜（Mac 或 Miller 镜片）。
  ○ 气管插管（尺寸通常为成年女性 7mm，成年男性 7.5~8.5mm）。
  ○ 导丝。
  ○ 注射器（用于充气囊）。
  ○ 口腔气道，鼻气道。
  ○ 声门上气道装置（supraglottic airway device，SAD）——喉罩，食管 – 气管双腔导管。
- P——药物（Pharmacology；表 11.1）。
  ○ 预处理。
  ○ 诱导。
  ○ 麻醉。
- M——监测（Monitoring）。
  ○ SpO_2。
  ○ 血压。
  ○ 心电图（electrocardiogram，ECG）。
- E——呼气末 CO_2（End tidal CO_2）。

表 11.1　用于插管的药物

	药物	剂量	注意事项
预处理	利多卡因	1~1.5mg/kg	• 减轻血流动力学及插管反应，改善颅内压（ICP）增高
诱导	依托咪酯	0.1~0.3mg/kg	• 引起血压升高；警惕不稳定的动脉瘤或颅内出血（ICH） • 短暂的肾上腺抑制；脓毒症休克时不常规使用
	氯胺酮	1~4mg/kg	• 引起血压升高和增加心肌需氧量 • 要警惕冠心病（CAD）、不稳定的动脉瘤或脑出血 • 过去认为会增加颅内压和脑血容量，最近的证据却否定了这一观点 • 保留气道反射 • 支气管扩张剂——对哮喘有效
	丙泊酚	1~2mg/kg	• 降低血压 • 通过降低大脑氧代谢率降低颅内压，从而降低充血大脑中的脑血流量（CBF）和脑血容量（CBV） • 起效快，作用短 • 具有遗忘作用，无镇痛作用
	咪达唑仑	0.1~0.3mg/kg	• 降低血压和颅内压 • 起效快，作用短 • 具有遗忘作用，无镇痛作用
麻醉药	罗库溴铵	0.6~1mg/kg	• 非除极化型肌松药 • 快速起效（1~2min） • 持续 60~90min（有肝功能障碍时的时间更长）
	顺阿曲库铵	0.1~0.2mg/kg	• 非除极化型肌松药 • 起效较慢（最多 5min） • 持续约 60min，与器官功能无关
	琥珀酰胆碱	1~1.5mg/kg	• 除极化型药物，应避免以下情况： 　◦ 神经肌肉疾病 　◦ 高钾血症 　◦ 肾衰竭、烧伤、挤压伤 　◦ 恶性高热家族史 • 快速起效（＜1min） • 最短持续时间（＜10min）

11.6   操作技术

- 评估患者是否有潜在的困难气道：如前所述，如果预期气道存在插管困难，最好有备用计划。

- 预充氧和通气：有效应用面罩给患者通气是关键步骤，会使整个团队不慌乱，并赢得了准备呼吸机的时间（如果需要）。无法给患者通气是一种紧急情况，因为这严重限制了在危及生命的缺氧开始之前插管尝试的时间和次数。

对于清醒患者，应被动呼吸 100% 氧气 5min，为插管提供充足的储备。对于昏迷患者，建议通过口腔或鼻腔气道插管，以防止舌阻塞气流。应通过密封良好的面罩通气，并确保良好的胸部起伏和适当的氧饱和度。

- 药物治疗：给予患者预充氧后，进行药物镇静，使患者进入麻醉状态。

对于颈部没有限制的患者，使其做头部后仰或下巴抬起动作，将头部置于嗅物位（图 11.5）。这有助于防止舌阻塞气道，并对齐气道以便直接观察。

11.6.1   使用直接喉镜（弯曲的 Macintosh 镜片或直立的 Miller 镜片）

- 使患者张开口。

- 将镜片插入患者口腔右侧，向会厌谷或舌根部推进，将舌向左推动（图 11.6）。

- 呈 45° 角持喉镜的手柄，轻轻向上提起。这会抬起舌和会厌，暴露声带。

- 使气管插管通过声带进入气管。

- 当气管插管充分进入气管后，拔出导丝。

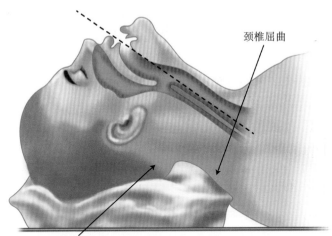

颈椎屈曲

寰椎关节伸展

图 11.5　嗅物位

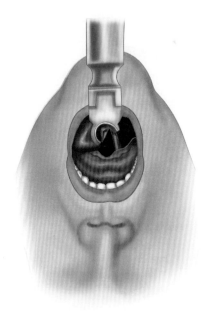

图 11.6　应用直接喉镜将舌侧移

11.6.2 使用视频喉镜（可视喉镜）——"下、上、下、上"

- 向下注视患者的口腔，将喉镜片沿中线插入口腔，直至镜尖位于舌后。不需要舌侧移位。
- 向上注视喉镜屏幕，推进镜片，直到可以看到会厌和声带。将镜片尖端固定于会厌谷中。
- 向下注视患者口腔，将气管插管插入口腔，直到插管前端靠近镜片的远端。尽量避免损伤扁桃体。
- 向上注视喉镜屏幕，通过声门置入气管插管，同时拔出导丝。

位置确认

气管插管的插入距离通常约为插管直径的 3 倍（女性 7mm 气管的插管深度为 21cm，男性 8mm 气管的插管深度为 24cm）。对气囊充气并固定气管插管。用二氧化碳检测器确认位置，听诊双侧呼吸音，最后行胸部 X 线检查确认位置。

11.6.3 并发症和注意事项

插管过程中可能出现的并发症包括：

- 对牙齿、口唇和牙龈的损伤。
- 对上腭、舌、扁桃体和声带的损伤。
- 气管插管位置错误（进入食管和右主支气管）。
- 胃胀气和呕吐导致误吸。
- 气胸。
- 插管困难时的缺氧或高碳酸血症。

11.6.4 困难气道处理流程

对所有插管提前制订计划非常重要。多个专业组织已经发布了非预期困难气道指南。2015 年困难气道协会指南（Difficult Airway Society Algorithm, DASA）[3] 如图 11.7 所示。

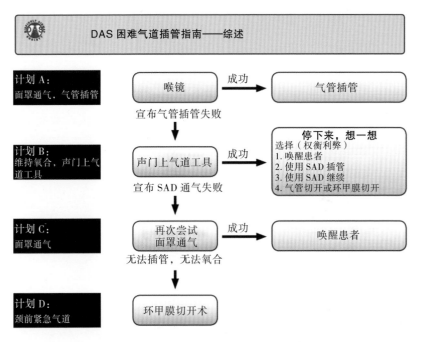

图 11.7　未预料的困难气管插管指南。SAD：声门上辅助装置［经允许引自 C. Frerk, VS. Mitchell, AF. McNarry, et al. Difficult Airway Society 2015 guidelines for management of unanticipated difficult intubation in adults intubation guidelines working group. British Journal of Anaesthesia, 2015, 115 (6): 827-848.］

　　该指南本质上取决于 3 个层面：标准喉镜→声门上辅助装置（supraglottic assist device，SAD）→手术气道。如果患者能够使用 SAD 轻松通气，那么根据专业水平，通过声门上辅助装置或柔性光纤导管进行插管是可行的。一旦患者处于"难以插管，不能供氧（can't intubate, can't oxygenate, CICO）"的状态，就有必要请专科会诊，采用手术气管插管（如环甲膜穿刺切开术、环甲膜切开术或气管切开术，或者经皮气管切开术）。

11.6.5 声门上辅助装置

喉罩通气（laryngeal mask airway，LMA），喉罩可作为一种临时措施提供气道和通气（当球囊面罩通气不足时）。使用前先给通气罩放气。用食指将设备压向上颚，面朝下插入，直到感觉到阻力。一旦放置到位，就给通气罩充气，连接球囊面罩。通气时应确保呼吸音和胸部起伏（图 11.8）。

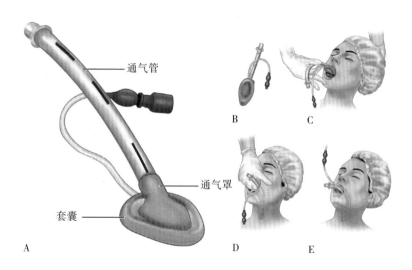

图 11.8 A~E. 喉罩置入技术

11.7 专家建议与疑难解答

快速诱导插管（rapid sequence intubation，RSI）是同时给予患者镇静剂和麻醉剂，以帮助快速插管，降低误吸的风险，尤其是对近期进食的患者。对于没有困难气道的患者，这是理想的插管方式。对于考虑存在困难气道的患者不应施行快速诱导插管（避免麻醉）。如果已经使用了麻醉剂，且气管插管失败，则必须提供有效的手动通气，直到更有经验的医生到达或麻醉剂作用消失。

• 在以往的快速诱导插管中常规使用环状软骨加压，因为这种向下的压力被认为有助于压缩食管和降低误吸风险。但是，新的指南不再推荐常规环状软骨加压，因这种操作并不能降低吸入风险，但可能有助于改善喉镜检查时声带的可视性。

• 如果在插管过程中患者出现呕吐，请控制其坐起的冲动，因为这可能会使呕吐物进入更深的气道。同时应先尽量吸出呕吐物，再进行插管。可将患者置于头低脚高位，以便吸除残留的呕吐物。

• 应注意，插管成功后，给予正压通气会引起低血压，尤其是低血容量患者。

• 必要时请求支援。

11.8 特殊情况

11.8.1 颌面部创伤患者的气管插管

颌面部创伤可引起气道阻塞，并增加插管难度。颌面部骨折可分为Ⅰ型、Ⅱ型和Ⅲ型骨折。Le Fort Ⅰ型骨折发生在眼眶下缘下方水平位置，使牙齿和硬腭从面部其他部位移位。Le Fort Ⅱ型骨折呈三角形，破坏眶下缘，将上颌骨与颧骨、额骨分开。Le Fort Ⅲ型骨折累及眶壁和颧弓，使面部骨骼与面部完全分离。所有类型的 Le Fort 骨折导致的面部骨骼水肿和移位均会引起气道阻塞。此外，Le Fort Ⅱ型和Ⅲ型骨折可导致严重鼻出血和脑脊液漏，并可能与颈椎和颅内损伤有关，使气道管理进一步复杂化。

紧急情况

面部严重创伤患者的气道管理一般原则：

• 由于周围组织出血或破坏，可能会影响面罩和面部之间的密封性，导致无法使用球囊面罩通气。可以考虑使用声门上气道，如喉罩。

• 由于血液或组织对气道的干扰，很难进行无创通气和直接喉镜下传统插管。此外，当因面部损伤的程度或同时存在的颈椎损伤需要颈部制动，可能降低口和颈部的可操作程度。这些情况下可以考虑使用可视喉镜、弹性探条和（或）纤维支气管镜检查。

• 当出血或组织破坏严重，无法进行上述操作时，可以考虑环甲膜切开术或气管切开术。

非紧急情况

面部创伤患者在手术室进行气管插管的一般原则：

• 评估口腔肿胀、舌肿胀、气道水肿和组织破坏程度，这些可能影响鼻或口的张开程度。可以通过体格检查和术前影像学检查来评估。

• 考虑术中是否涉及鼻腔填塞、咽喉填塞或固定器械。

• 根据损伤类型，鼻腔插管可作为经口气管插管的替代方法。

• 怀疑患者存在颅底骨折时，Le Fort Ⅱ型和Ⅲ型骨折可能是鼻腔插管的禁忌证，但在某些情况下，仍然可以使用鼻腔插管（特别是怀疑只有小的颅底骨折时）。建议对怀疑颅底骨折的患者进行纤维支气管镜辅助鼻腔插管。

• 如果不能使用鼻腔插管，可采用颏下插管或气管切开术。注意，颏下插管时需要先经口腔插管，再通过口底部的颏下切口置入导管。此方法也可以使用喉罩。

- 如果口腔和鼻腔插管都难以实施，可以考虑气管切开术。

11.8.2　颈椎损伤患者的气管插管 [4, 5]

对于颈椎有持续损伤且要求颈椎固定的患者，气管插管时要注意尽量减少对颈椎的操作。一项对尸体的研究发现球囊面罩通气导致的颈椎位移最大，而鼻腔插管导致的位移最小（2.93mm 与 1.20mm）。经口腔插管平均导致 1.51mm 的位移 [6]。因此，对于所有怀疑颈椎损伤的患者，气管插管时必须固定其颈部，直到可以排除损伤。

颈托通常用于需要颈椎固定的患者，但是它严重阻碍了放置气管插管所需的张口程度。因此，插管期间建议人工内固定颈椎。人工内固定包括移除颈托的前部，手动将患者的头部和颈部固定在中间位置，同时对抗插管过程中施加在颈部的力量。虽然这会导致喉镜检查过程中观察声带更加困难，但为了最大限度地保护脊柱，还是建议这样做。一项尸体研究已经证明在减少颈椎半脱位方面，人工内固定比单独使用颈托更有效 [7]。

考虑的原则

使用弹性橡胶探条有助于插管操作，当患者由于颈椎固定而无法最大限度地张口时，也有助于最大限度地减少颈椎运动。

- 视频喉镜可作为直接喉镜的替代方法，因为它需要较少的开口，因此当颈椎固定时更容易操作。
- 清醒状态下光纤插管的优点是可以在插管前后进行神经系统检查（与快速诱导麻醉插管相反）。对于确定或怀疑有不稳定颈椎损伤的患者，行气管插管时可考虑这种方法，从而确保进行神经系统检查。
- 喉罩可作为传统气管插管替代物的观点是存在争议的，因为报道显示使用喉罩时颈椎活动幅度更大。

11.8.3　气管切开套管脱出患者的气管插管 [8, 9]

在神经重症监护室中，神经损伤患者通常需要反复插管和随后长期放置气管导管。对于最近（即 2 周内）放置的气管切开套管脱出患者，重新插管时应非常谨慎！由于手术通道可能尚未完全形成，再次置管可能导致形成假通道。假通道通气会导致皮下气肿形成和扩大，通气恶化，以及意料之外的困难插管，最终导致固定气道困难，甚至可能导致死亡。对患者的再次插管最好在直接喉镜或视频喉镜辅助下进行。

11.8.4　颈动脉内膜剥脱术或颈椎手术后患者的气管插管 [10]

在颈动脉内膜剥脱术或颈椎手术后，颈部血肿形成有导致气道丧失的风险。如果扩大的血肿有丧失气道的风险，应在患者清醒状态下确保气道安全，并行床旁手术打开缝合线，释放血肿压力。

11.8.5　经蝶手术后患者的气管插管

经蝶手术后是球囊面罩通气的相对禁忌证。蝶突破裂后，空气进入颅骨，球囊面罩通气会使空气膨胀，并有可能导致张力性气颅，这种情况下应通过喉罩进行通气。

11.8.6　烟雾病患者的气管插管

在烟雾病患者的麻醉诱导过程中，必须保持较高的血压和二氧化碳浓度，以避免分水岭缺血。这与脑水肿和高颅内压的情况正好相反，在后者，充血是有害的，且目标收缩压通常低于 160mmHg。

11.8.7　重度肥胖患者的气管插管

对有重度肥胖、睡眠呼吸暂停、头颈部肿瘤以及面部创伤和（或）面部烧伤的患者进行全身麻醉时，应首先使用带有光纤镜的困难气道推车和（或）选择清醒插管技术。对于重度肥胖患者，应该有一个斜坡来调整轴线，并优化嗅物位。

（孟　宇　译，汤文龙　审）

参考文献

[1] Okonkwo DO, Shutter LA, Moore C, et al. Brain oxygen optimization in severe traumatic brain injury phase-II: a phase II randomized trial. Crit Care Med, 2017, 45(11):1907–1914.

[2] Back 2 Basics Series: Your Simple RSI Checklist-SOAP ME, 2014. https://em.umaryland.edu/ educational_pearls/2577/. Accessed February 19, 2018.

[3] Frerk C, Mitchell VS, McNarry AF, et al. Dicult Airway Society intubation guidelines working group. Dicult Airway Society 2015 guidelines for management of unanticipated dicult intubation in adults. Br J Anaesth, 2015, 115(6):827–848.

[4] Austin N, Krishnamoorthy V, Dagal A. Airway management in cervical spine injury. Int J Crit Illn Inj Sci, 2014, 4(1):50–56.

[5] Jung JY. Airway management of patients with traumatic brain injury/ C-spine injury. Korean J Anesthesiol, 2015, 68(3):213–219.

[6] Hauswald M, Sklar DP, Tandberg D, et al. Cervical spine movement during airway management: cinefluoroscopic appraisal in human cadavers. Am J Emerg Med, 1991, 9(6):535–538.

[7] Gerling MC, Davis DP, Hamilton RS, et al. Eects of cervical spine immobilization technique and laryngoscope blade selection on an unstable cervical spine in a cadaver model of intubation. Ann Emerg Med, 2000, 36(4):293–300.

[8] Lerner AD, Yarmus L. Percutaneous dilational tracheostomy. Clin Chest Med, 2018, 39(1): 211–222.

[9] Morris LL, Whitmer A, McIntosh E. Tracheostomy care and complications in the intensive care unit. Crit Care Nurse, 2013, 33(5):18–30.

[10] Shakespeare WA, Lanier WL, Perkins WJ, et al. Airway management in patients who develop neck hematomas after carotid endarterectomy. Anesth Analg, 2010,110(2):588–593.

12 环甲膜切开术

David F. Slottje, Adam D. Fox, Matthew Vibbert

摘要

环甲膜切开术（又称环甲软骨切开术），是针对不能通过替代措施进行氧合和通气的呼吸衰竭患者建立气道的急诊手术。本章详细阐述了环甲膜切开术的相关解剖和生理学，适应证与禁忌证，器械，操作技术，并发症，以及专家建议。

关键词：环甲膜切开术；气管切开术；呼吸衰竭；插管；外科气道

12.1 引 言

环甲膜切开术是通过切开颈前中线，经环甲膜将气管导管或气管套管插入气道，建立临时手术气道的一种方法。该方法通常用于患者呼吸系统受损，无法采用气管插管或其他措施进行气道通气治疗，从而引起危及生命的紧急情况时。

12.2 解剖结构和生理功能

成功的环甲膜切开术需要操作者熟悉颈前表面和喉下解剖结构。颈前正中线一般有几个重要的解剖标志：舌骨，颏下可以触及的坚硬、活动的弓形结构。甲状软骨切迹，位于舌骨下方两指处，为坚硬的 V 形凹陷，是甲状软骨的上缘，并向下延伸大约两指宽，从此标志可以触诊到甲状软骨的两缘向两侧延伸。环状软骨，是甲状软骨正下方的另一个坚硬的解剖结构。甲状软骨和环状软骨之间有一个质软区域，宽度小于 1 横指，此处就是行环甲膜切开术的位置——环甲状软骨膜。气管软骨环及其上覆的甲状腺位于环状软骨下方。胸骨切迹位于颈根部（图 12.1，图 12.2）。

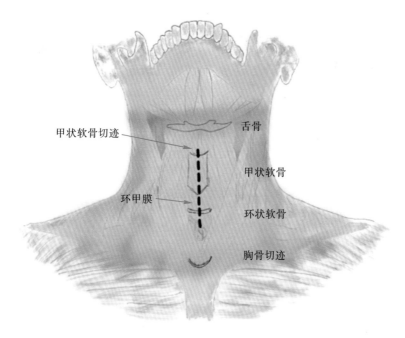

甲状软骨切迹

舌骨

甲状软骨

环甲膜

环状软骨

胸骨切迹

图 12.1 颈部表面解剖标志

　　皮肤表面和环甲膜之间的组织层仅包含表皮、真皮、含有皮下脂肪组织的颈浅筋膜，以及颈深筋膜的覆盖层和气管前层。实际上，这些组织层非常薄（皮下脂肪组织除外），肉眼看上去，呈现为皮肤、不同大小的脂肪和覆盖在环甲膜上的一层筋膜（图 12.3）。颈阔肌和带状肌（胸骨舌骨、肩胛舌骨、甲状腺舌骨和胸骨甲状肌）通常在环状软骨水平的中线处缺失（图 12.4，图

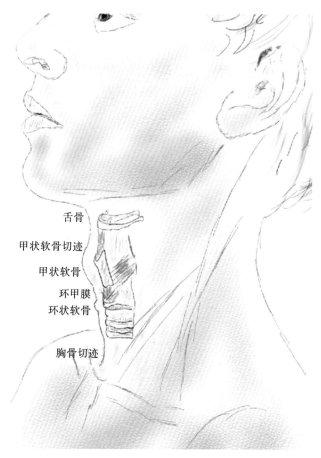

舌骨

甲状软骨切迹

甲状软骨

环甲膜

环状软骨

胸骨切迹

图 12.2 颈部表面解剖标志的侧面轮廓

12.5），无名动脉从左到右穿过下段气管，通常位于行环甲软骨切开术位置的下方。

　　当患者有肥胖、颈部短粗、颈部外伤、颈部肿瘤或既往有颈部手术史的情况下，触诊识别环甲膜很困难，甚至可能无法识别。为了成功地对此类患者行环甲膜切开术，必要时可以做一个大切口。

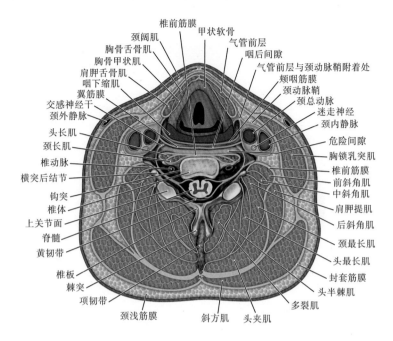

图 12.3 第 5 颈椎（C5）水平横截面（经允许引自 Subaxial Cervical Spine// Vialle L. AO Spine Masters Series. Cervical Spine Trauma. 1st. Thieme, 2015, 5.）

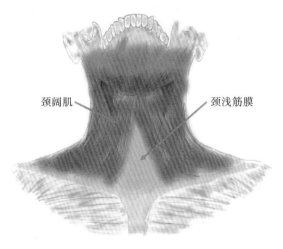

图 12.4 颈部皮下结构

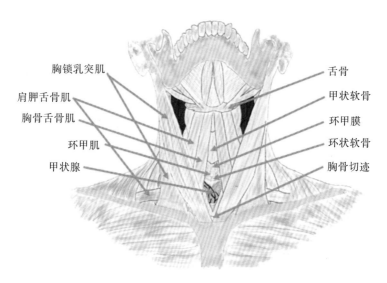

胸锁乳突肌

肩胛舌骨肌

胸骨舌骨肌

环甲肌

甲状腺

舌骨

甲状软骨

环甲膜

环状软骨

胸骨切迹

图 12.5　颈筋膜下结构

12.3　适应证

　　环甲膜切开术适用于不能采用气管插管或其他方法进行气道通气的呼吸衰竭患者。其他可选择的措施包括经纤维镜插管、插入声门上气道装置、逆行插管、环甲膜穿刺术和气管切开术（困难气道的详细处理方法见第 11 章）。环甲膜切开术是患者处于极端危急情况或上述措施未成功时的选择。环甲膜切开术临床应用的具体情况包括：上气道阻塞或炎症，口腔或面部创伤，气道出血，颈部创伤或血肿，口咽或颈部肿块，以及先天畸形等。

12.4　禁忌证

　　环甲膜切开术并没有绝对的禁忌证，但是在某些特定的情况下可以选择手术建立气道。当怀疑喉或上气道横断时，应在损伤平面以下进行气管切开建立气道。对于 12 岁以下患者行环甲膜切开术可能会增加喉部永久损伤的风险[1]，因此，儿童患者通常使用环甲膜穿刺术或气管切开术。

12.5 器　械

在特殊情况下，环甲膜切开术所使用的器械只有手术刀和气管导管／气管套管或其他套管。通常情况下，操作者不能因为准备器械而耽误切开操作。但是，如果时间和效率允许，应准备好以下器材：

- 帽子，面罩，手术衣，无菌手套，无菌洞巾。
- 记号笔。
- 纱布。
- 皮肤消毒剂，如葡萄糖酸氯己定或倍他定。
- 光源。
- 负压吸引器。
- 15 号或 10 号手术刀片。
- 止血钳和气管撑开器。
- 电凝设备。
- 自动拉钩。
- 气管拉钩。
- 探条。
- 6.0 气管导管（首选软头管）或 6.0 气管套管。
- 管芯。
- 10mL 注射器。
- 氧气袋。
- 氧气源。
- 潮气末 CO_2 探测器。
- 2-0 缝线。

12.6　操作技术

12.6.1　术前准备

团队所有人员应该共同准备上述器材。除了主刀医生，最好配备一名熟悉环甲膜切开术的助手。

12.6.2　药物应用

- 尝试给予患者 100% 纯氧。但是，当要在气道内或气道周围进行电凝时，应降低氧浓度。

- 无须使用抗生素。

- 由于需要行环甲膜切开术的患者通常反应相对迟钝，因此，必要时可给予依托咪酯、异丙酚、咪达唑仑、氯胺酮和（或）芬太尼镇静。对于低血压患者，依托咪酯是首选镇静药物。

- 利多卡因和肾上腺素可用于局部麻醉。

12.6.3　患者体位和术前准备

- 将患者置于仰卧位，在肩胛骨下缘水平放置肩垫以伸展颈部（有禁忌证者除外）。

- 如果时间允许，标记出甲状软骨切迹、环状软骨、胸骨切迹，并在环甲膜中线上做一个 5cm 的垂直切口标记。

- 保证手术区域照明充足。

- 穿戴好无菌手术衣、帽子、面罩及手套。

- 用无菌消毒液充分消毒颈部。

- 在清醒患者颈部切口处行局部浸润麻醉。

- 惯用右手的手术医生应站在患者的右侧进行操作，惯用左手的医生应站在患者左侧。

12.6.4 操作步骤

- 术者用非惯用手捏住甲状软骨，以帮助定位和稳定喉部。

- 在环甲膜中线上做一个较大的垂直切口，必要时可适当延长切口。

- 分离皮下组织和浅筋膜（实际上，切口通常可以直达环甲膜）。

- 可以用自动撑开器撑开切口。

- 触诊环状软骨。

- 用止血钳将颈深筋膜分开，暴露环甲膜。

- 用手术刀将环甲膜水平切开。

- 将止血钳伸进气道（此时也可以使用气管拉钩）。

- 展开止血钳扩大环甲膜的切口（如果没有止血钳，可以将手术刀柄插入气道并扭转以达到相同的效果）。

- 完成环甲膜切开术后，应尽可能使用气管套管或气管导管固定气道，也可以用探条保持气道通畅。

- 如果使用了管芯，应拔出管芯。

- 给气管导管或气管套管的气囊充气。

- 将气管导管或气管套管连接到急救气囊或呼吸机上。

- 确保适当的呼气末 CO_2 回流。

- 助手听诊并确保双肺呼吸音对称。

- 评估氧气是否充足。

- 对创面彻底止血。

- 如果使用了气管导管，用 2-0 丝线和胶带固定导管。如果使用了气管套管，则用 2-0 丝线直接将导管缝到颈部。

- 用无菌纱布包扎伤口。

- 通过胸部 X 线检查确认气管导管或气管套管放置位置是否合适，并排除气胸（图 12.6~ 图 12.10）。

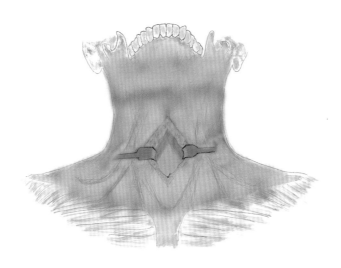

图 12.6　切开皮肤

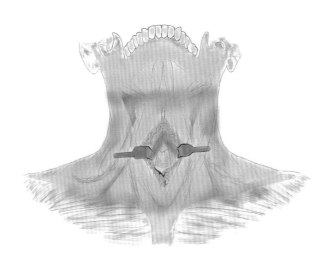

图 12.7　暴露颈深筋膜

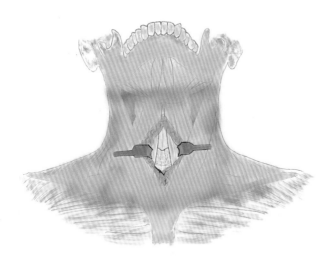

图 12.8 暴露环甲膜

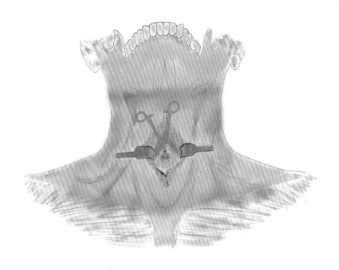

图 12.9 撑开环甲膜

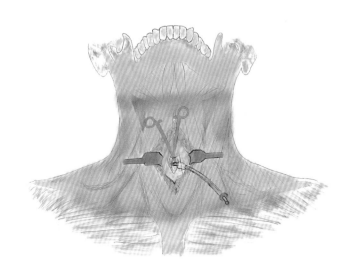

图 12.10　插入气管导管

12.7　并发症

行急诊环甲膜切开术的患者，并发症发生率为 15%[2]。

12.7.1　急性并发症

- 出血。

○ 覆盖在环甲膜上的小静脉可能引起大出血，如果发生出血，在气道建立后，应立即止血。

○ 无名动脉也可能发生出血，但相对于气管切开的风险小得多。

- 气胸。

○ 气胸可能因环甲膜切开术导致，也可能在操作过程中用气囊过度通气导致。

- 食管损伤。

- 声带损伤。

- 邻近神经血管损伤。

- 皮下气肿。

  ○ 皮下气肿一般是气管导管插错位置或移位导致。

12.7.2 迟发性并发症

- 声门下狭窄。

  ○ 之前人们认为应在环甲膜切开术后 72h 内进行气管切开，以减轻声门下狭窄的风险 [3]，但是目前有证据显示这种操作可能不是必要的。

  ○ 对于有些可能需要行环状软骨修复的患者，应咨询耳鼻喉科医生，并协助将环甲膜切开改为气管切开。

- 感染。

- 气管无名动脉瘘。

由于气管无名动脉位置较低，因此，相对于气管切开术，这种致命的并发症在环甲膜切开术中非常少见。通常认为气管无名动脉瘘是由于手术部位慢性感染或者气囊过度压迫导致气管坏死引起，主要临床表现为气管插管术后 3~4 周大咯血。有时会有"前哨出血"的预警，一个有用的诊断线索是发现与心跳一致的气道搏动。处理措施为，首先给气囊过度通气，如果压迫止血无效且造瘘口成熟［>（7~10）d］，应取出环甲膜切开套管，再通过造瘘口插入气管导管；如果造瘘口不成熟，应经口腔气管插管，当气管导管通过声带时，应立即取出环甲膜切开处的套管。当气道建立且保护肺不出血的情况下，立即将患者送至手术室进行胸骨切开及手术修复动脉瘘。

暂时止血的方法包括：

—如果气管套管仍在位，可以向上扭转，压迫无名动脉。

—Little Dutch Boy 手法，即将一根手指穿入造瘘口，用手指将软组织直接分离至胸骨水平，并将无名动脉压在胸骨切迹的内侧壁上（图 12.11）。

—Utley 手法，即在右锁骨下做一个切口，通过切口插入一根手指压迫无名动脉。

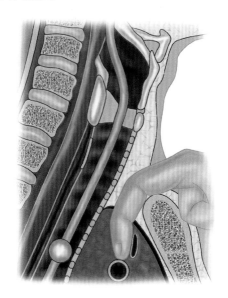

图 12.11　Little Dutch Boy 手法

12.8　专家建议与疑难解答

12.8.1　场面控制

环甲膜切开术是一个生死攸关、高度紧急的手术，因此，实施手术的医生有责任冷静地对场面进行指挥。一个高效配合的团队，利用所有可利用人员，将最大限度提高良好结局的概率。

12.8.2　时间管理

在某些特殊的紧急临床情况下，可能需要跳过一些步骤，但是有些步骤即使能节约时间，也坚决不能跳过，包括延展颈部（条件允许时），照亮手术区域（如果没有其他光源，可以借助手机灯光），确定环甲膜的位置，做一个足够大的切口。

12.8.3　预防术中脱管

当进入气道操作时，手术器械或手指应始终与气管切口接触，直到气管导管或探条插入气道。

（雷蕾　译，赵宇　审）

参考文献

[1]　Patel SA, Meyer TK. Surgical airway. Int J Crit Illn Inj Sci,2014, 4(1):71–76 .

[2]　Smith MD, Katrinchak J. Use of a gum elastic bougie during surgical crichothyrotomy. Am J Emerg Med, 2008, 26(6):738.e1.

[3]　Talving P, DuBose J, Inaba K,et al. Conversion of emergent cricothyrotomy to tracheostomy in trauma patients. Arch Surg, 2010, 145(1):87–91.

13 胸腔引流管置入术

Amna Sheikh, Amandeep S. Dolla

摘要

胸腔引流管是插入胸膜腔内用于引流积液和积气的塑胶管。本章主要阐述胸腔引流管置入术的适应证、禁忌证、操作技术和并发症，并专门描述了两种插管方法，即标准肋间切开技术和 Seldinger 技术。

关键词：胸腔引流管；气胸；血胸；积脓；胸腔积液

13.1 引　言

胸腔引流管是一种无菌的硅胶管或聚氯乙烯管，通过胸壁穿入胸膜腔内，用于引流液体（如胸膜腔积液、积脓、积血）或气体（如气胸）。胸腔引流置管通常在床旁操作，胸外科手术后的胸腔置管是在手术室完成。

13.2 解剖结构和生理功能

胸膜腔位于肺和胸壁之间。脏、壁两层胸膜均由单层上皮细胞组成，壁层胸膜由胸壁上的肋间血管供血，而脏层胸膜的血供来源于肺表面的肺血管。脏、壁两层胸膜表面丰富的淋巴网回流至胸导管。

壁层胸膜和脏层胸膜的毛细血管网之间会有胸膜液形成。由于脏层胸膜的压力小于壁层胸膜，两层胸膜之间静水压和胶体渗透压之差有助于胸膜液的产生。胸膜液的吸收主要通过淋巴管和毛细血管吸收排出。体重为70kg的成年男性，一侧胸膜腔每小时吸收约20mL胸膜液[1]。

13.3 适应证

13.3.1 急诊适应证

• 气胸：气胸指胸膜腔内积气，可分为创伤性、医源性和自发性气胸。治疗方案包括引流胸膜腔内积气，促进肺复张，减少胸膜腔积气。对于病情不稳定、机械通气、有张力性气胸征象或外伤后出现的较大气胸，需进行胸腔引流管置入术。

• 血胸：血胸的治疗主要通过液体复苏和引流来促进肺复张并监测失血量。胸膜腔内积血的充分引流对于防止胸膜腔内积脓和胸膜纤维化非常重要[2]。

• 对于食管破裂后胃内容物流入胸膜腔内的患者，术后常规留置胸腔引流管引流。

13.3.2 非急诊适应证

• 胸腔积液：由于不同病因导致胸膜腔内漏出液或渗出液的形成。当肺炎合并大量复发漏出液时需置入胸腔引流管来引流胸腔积液。

• 积脓：控制脓液形成时需行脓液引流。

• 乳糜胸。

• 注射硬化剂或采用胸膜固定术治疗。

• 术后护理。

13.4 禁忌证

• 胸腔引流管置入术没有绝对的禁忌证。

• 凝血功能障碍：有凝血功能障碍的患者术后具有出血风险 [3]，因此术前要权衡利弊。若需急诊行胸腔引流管置入术，术前应改善患者的凝血功能。

• 肝源性胸腔积液：肝硬化引起的漏出性胸腔积液患者不宜行胸腔引流管置入术 [3]。

• 肺大疱。

• 肺与胸壁完全粘连。

13.5 器 械

胸腔引流管置入器械包内通常包含操作所需全部物品（图13.1）。具体包括：

• 无菌手术衣和手套。

• 氯己定消毒液。

• 无菌洞巾。

• 1% 利多卡因。

• 10mL 和 20mL 注射器。

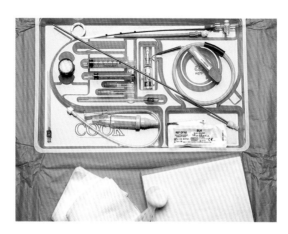

图 13.1　胸腔引流管置入器械包（Cook Medical）

- 小号注射器针头（25 号）和用于深部浸润麻醉的大号注射器针头（18~21 号）。
- 解剖器械，如弯镊和弯钳。
- 持针钳。
- 剪刀。
- 0 号丝线。
- 不同规格的胸腔引流管（表 13.1）。
- 胸腔引流系统：包括引流套管（Teleflex Medical）。

表 13.1　不同规格胸腔引流管的适应证

适应证	规格	置管技术
张力性气胸	14 ~ 28	缝合减压 +Seldinger 技术
胸腔积液（漏出液或恶性肿瘤）	14 ~ 16	Seldinger 技术
积脓	16 ~ 28	Seldinger 技术 – 标准技术
积血	18 ~ 40	Seldinger 技术 – 标准技术
类肺炎性胸腔积液	14 ~ 24	Seldinger 技术
支气管胸膜瘘	20 ~ 28	Seldinger 技术 – 标准技术

13.6　操作技术

13.6.1　术前准备

- 患者体位：患者取仰卧位或半卧位，同侧上肢放在头部后方。
- 定位穿刺点：急诊行胸腔引流管置入术时，穿刺点应位于安全三角内（图 13.2），安全三角的前界为胸大肌外缘，后界为背阔肌前缘，下界通常平第 4 肋间隙，在男性为乳头平面，女性多为乳房下皮肤反折平面。该三角的尖部恰好位于腋窝下方。对于非紧急情况下行胸腔引流管置入时，可以通过超声定位，从较低的肋间隙穿刺引流，以便更好地引流胸腔积液。

- 确定穿刺点后，用记号笔做好标记。
- 操作应在安全隔离的环境中进行。
- 用氯己定消毒操作区域后，铺无菌洞巾，仅暴露提前标记好的穿刺部位。
- 用 1% 利多卡因局部浸润麻醉。从皮肤、皮下组织、胸壁肌肉、肋骨骨膜和胸膜逐层浸润麻醉，用手指辅助注射器针头从肋缘上方穿入，注意回抽，保持负压，直至有液体或气体抽出后，将剩余的利多卡因全部注入胸膜腔内。之后拔出注射器针头。
- 对于开放性胸部创伤患者，术前应给予抗生素预防感染。

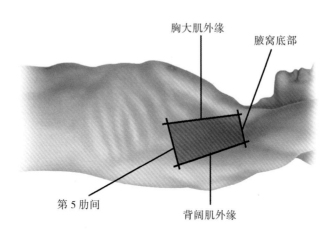

图 13.2　安全三角

13.6.2　Seldinger 技术（图 13.3）

- 局部浸润麻醉后，保持负压置入穿刺针。
- 当有液体或气体抽出后，经过穿刺针置入导丝。

- 拔出穿刺针，用刀片在穿刺点切开皮肤。
- 在导丝引导下穿入扩张管。

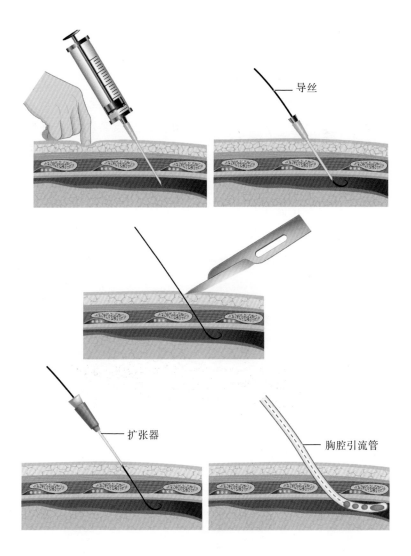

图 13.3　Seldinger 技术

- 扩张穿刺道后，拔出扩张管，在导丝引导下将胸腔引流管插入胸膜腔内，当引流管上所有引流孔均置入胸膜腔后，拔出导丝。
- 将胸腔引流管接上三通阀。
- 用 0 号丝线通过荷包缝合将胸腔引流管固定在胸壁上。
- 将胸腔引流管与水封瓶相连。
- 行胸部 X 线检查，确定胸腔引流管置入位置。

13.6.3　标准技术（图 13.4）

- 患者体位和术前准备同前。
- 麻醉完成后，沿肋间隙中间横向切开 2~3cm 切口。
- 用弯钳或止血钳分离皮下组织至骨面。
- 从肋骨上缘分离肋间筋膜和肌肉，暴露壁层胸膜。
- 取下弯钳，用手指探查胸膜腔，避免损伤相邻的肺组织，同时清除操作区域的组织碎片。

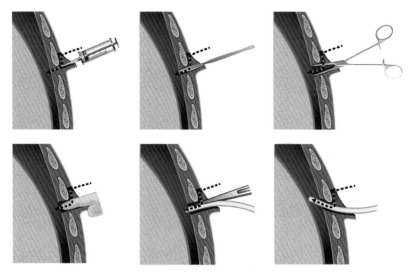

图 13.4　标准技术

● 用弯钳夹取胸腔引流管，在插入胸膜腔的手指处将胸腔引流管置入胸膜腔内，确保引流管上所有引流孔均置入胸膜腔。气胸患者应向前上方置入胸腔引流管，若为胸腔积液患者，则应向后下方置入。

● 用 0 号丝线荷包缝合固定胸腔引流管后，用无菌辅料包扎。不需要用油纱覆盖。

● 术后行胸部 X 线检查，根据胸腔引流管上不透 X 线的线条走行确定引流管位置。

● 如果引流管近端的引流孔位于胸膜腔外，则需重新置管。

13.7　拔　管

13.7.1　拔管指征

不同胸、肺部疾病拔除胸腔引流管的指征不同。

● 胸腔积液的胸腔引流管拔除指征：

　○ 患者的临床症状改善；

　○ 24h 胸腔引流量 < 200mL；

　○ 引流液清亮；

　○ 胸部 X 线检查结果提示肺复张良好。

● 气胸：胸腔引流管拔除指征：

　○ 首先将胸腔引流管紧贴胸壁；

　○ 肺复张后，可以将胸腔引流管引流出口置于液面水平；

　○ 当没有气体漏出时，应夹闭胸腔引流管；

　○ 如果没有气体渗漏，且胸部 X 线检查未见气胸复发，则可以在 2~24h 后拔除胸腔引流管。

13.7.2　胸腔引流管拔除术

拔除胸腔引流管时需双人操作。

机械通气患者

对于机械通气高危患者,如果需要较高的吸入氧浓度(FiO_2),较高的呼气末正压（PEEP）患者,以及气胸复发和肺部慢性疾病患者,拔除胸腔引流管时要严格注意拔除指征。确定需要拔除胸腔引流管时,应按照以下步骤进行[4]。

- 拔除胸腔引流管应在呼气末进行。
- 切断固定缝线后,迅速拔出胸腔引流管。
- 用纱布迅速覆盖胸腔引流管穿入部位。
- 尽管胸腔引流管穿入处软组织可以逐渐闭合痊愈,但必要时应对穿刺处进行缝合。
- 加压包扎,无须使用油纱敷料。
- 拔除后 12~24h 需复查胸部 X 线片[4]。

自主呼吸患者

- 嘱患者做 Valsalva 动作或在患者深吸气屏住呼吸后拔除胸腔引流管。
- 其他操作步骤与机械通气患者相同。

13.8　并发症

- 疼痛:疼痛是胸腔引流管置入时最常见的并发症,因此在操作前应充分止痛。
- 出血:在损伤肋间血管后通常会引起出血。
- 感染:创伤性血胸患者的脓胸发生率为 0~18%[5]。对于穿透性胸部损伤患者,在胸腔引流管置入时,预防性使用单剂量的抗生素可以减少感染的发生率[6]。关于钝性损伤或非创伤性损伤患者行胸腔引流管置入时是否需要预防性使用抗生素，尚未得到相关研究数据的支持。

● 肺组织撕裂伤：使用套管针或夹钳的过程中容易导致肺部撕裂。当突然插入胸腔时可能损伤肺脏、神经、血管和实质性器官。

● 纵隔损伤。

● 实质器官穿刺伤。

● 肋间血管神经撕裂伤。

● 肺复张后水肿：较少见，但有致命风险，通常在术后24h发生。患者表现为心动过速、呼吸急促和缺氧。治疗措施有：吸氧，患者能够耐受情况下利尿，给予血流动力学支持并降低机械通气阈值[2]。

● 胸长神经撕裂伤。

13.9 专家建议与疑难解答

● 对正压通气患者行胸腔引流管置入后，应密切关注其胸腔引流管通畅情况。

● 如果中度或重度空气渗漏突然停止，应检查胸腔引流管是否堵塞或扭结[2]，必要时可打开引流管接口清除堵塞物。如果引流管仍然不通畅，可将引流管旋转360°，当胸腔内的引流管足够长时，可将其向外拔出1~2cm。也可以在无菌条件下，切断胸腔引流管，连接气管抽吸套管进行清除，或者采用Fogarty球囊进行机械清除。

● 对于既往有肺部手术或胸膜融合术史的患者，应在超声或CT引导下行胸腔引流管置入术。

● 当发现胸腔引流管误插入肺实质内且预计有明显出血或漏气风险时，应在拔除旧管之前，重新向胸膜腔内置入另一根胸腔引流管。

（刘文超　译，刘庆国　审）

参考文献

[1]   Broaddus VC, Wiener-Kronish JP, Berthiaume Y, et al. Removal of pleural liquid and protein by lymphatics in awake sheep. J Appl Physiol, 1988, 64(1):384–390.

[2]   Dev SP, Nascimiento B Jr, Simone C, et al. Videos in clinical medicine: chest-tube insertion. N Engl J Med, 2007, 357(15):e15.

[3]   Lotano VE. Chest tube thoracostomy// Parrillo JE DR. Critical Care Medicine: Principles of Diagnosis and Management in the Adult. Saunders: Elsevier, 2014.

[4]   Arya R, Rajaram SS. Chest tube (tube thoracostomy) placement// Rajaram S. Critical Care Procedure Book. Nova Science Publishers,2015.

[5]   Olivas VJ. Chest tube placement// Kupesic Plavsic P. Urgent Procedures in Medical Practice. New Delhi: Jaypee Brothers Medical Publishers Ltd, 2017:95–99.

[6]   Luchette FA, Barrie PS, Oswanski MF, et al. Eastern Association for Trauma. Practice management guidelines for prophylactic antibiotic use in tube thoracostomy for traumatic hemopneumothorax: the EAST Practice Management Guidelines Work Group. J Trauma, 2000, 48(4):753–757.

索 引